医万个为什么——全民大健康医学科普丛书

童心童意话健康

——小儿呼吸与过敏科普问答

胡三元 总主编

王 凯 主编

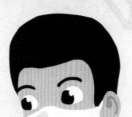

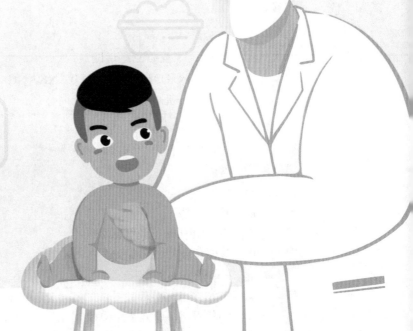

山东大学出版社

SHANDONG UNIVERSITY PRESS

·济南·

图书在版编目(CIP)数据

童心童意话健康:小儿呼吸与过敏科普问答/王凯
主编.—济南:山东大学出版社,2023.11(2024.10 重印)
(医万个为什么:全民大健康医学科普丛书/胡三
元主编)
ISBN 978-7-5607-7921-8

Ⅰ.①童… Ⅱ.①王… Ⅲ.①儿疾病－呼吸系统疾
病－诊疗－问题解答②小儿疾病－免疫性疾病－诊疗－问
题解答 Ⅳ.①R72-44

中国国家版本馆 CIP 数据核字(2023)第 227789 号

策划编辑　徐　翔
责任编辑　蔡梦阳
封面设计　王秋忆
录　　音　徐天翔

童心童意话健康
TONGXIN TONGYI HUAJIANKANG
——小儿呼吸与过敏科普问答

出版发行　山东大学出版社
社　　址　山东省济南市山大南路 20 号
邮政编码　250100
发行热线　(0531)88363008
经　　销　新华书店
印　　刷　济南新雅图印业有限公司
规　　格　720 毫米×1000 毫米　1/16
　　　　　9 印张　165 千字
版　　次　2023 年 11 月第 1 版
印　　次　2024 年 10 月第 2 次印刷
定　　价　62.00 元

《童心童意话健康——小儿呼吸与过敏科普问答》
编委会

谷　旭　山东第一医科大学第一附属医院

张　霞　山东第一医科大学第一附属医院

张秀梅　山东第一医科大学第一附属医院

张国辉　滨州市人民医院

尚　倩　山东第一医科大学第一附属医院

顾建洁　滨州市人民医院

曹新玉　山东第一医科大学第一附属医院

康丽娟　滨州市人民医院

董凤怡　山东第一医科大学附属济南妇幼保健院

蒋立夏　滨州市人民医院

蒋宁宁　山东第一医科大学第一附属医院

韩　锐　滨州市人民医院

靳雨婷　山东第一医科大学第一附属医院

褚　青　山东第一医科大学第一附属医院

蔡　超　青岛市黄岛区中心医院

蔡晶晶　山东第一医科大学第一附属医院

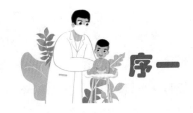

新时代医者的使命担当

——为百姓打造有温度的医学科普

党的二十大报告指出，人民健康是民族昌盛和国家富强的重要标志，要把保障人民健康放在优先发展的战略位置，完善人民健康促进政策。

"科技创新、科学普及是实现创新发展的两翼，要把科学普及放在与科技创新同等重要的位置。"习近平总书记这一重要论述，为新时代医者做好医学知识普及工作指明了前进方向、提供了根本遵循，那就是传播健康理念，力求让主动健康意识深入人心。

"科普，从病人中来，到百姓中去。"山东省研究型医院协会响应国家"全民大健康""科普创新"等一系列战略规划，借助实力雄厚的专家团队，在山东大学出版社的牵头下编纂的"医万个为什么——全民大健康医学科普丛书"问世了。丛书以向人民群众普及医学科学知识，提高全民科学素养和健康水平为根本宗旨，不仅可以在人们心中种下健康素养的种子，还能将健康管理落到实际行动上，让科普成为个人的"定心丸"，成为医生的"长效处方"，进而成为全民大健康的"防护网"。

传递医学科普，是一种社会责任。医道是"至精至微之事"，习医之人必须"博极医源，精勤不倦"，此为专业之"精"；有高尚的品德修养，以"见彼苦恼，若己有之"感同身受的心，策发"大慈恻隐之心"，进而发愿立誓"普救含灵之苦"，这是从医情怀。有情怀，才有品位；有情怀，才有坚持。国际上，很多医学大家也是科普作家。例如哈佛医学院教授、外科医生阿图·葛文德所写的《最好的告别》，传递出姑息治疗的新思路。世界著名的顶级学术期刊《自然》(*Nature*)《科学》(*Science*)创立之初,就秉持科普色彩,直至今日,很多非专业读者仍醉心其趣味性和准确性。在我国,越来越多的医学专家和同仁也开始重视科普宣教,经常撰写科普作品,参加科普访谈,助力科普公益活动,引领大家的健康生活理念,加强疾病预防。

杏林春暖,有百姓健康相托,"医万个为什么——全民大健康医学科普丛书"创作团队带着一份责任和义务,集结100多个医学专业委员会,由百余位医学名家牵头把关,近千名医学一线人员编写,秉持公益科普的初心和使命,以心血成此科普丛书。每一本书里看似信手拈来的从容,都是医者从医多年厚积薄发的沉淀。参与创作的医者们带着情怀和担当参与到这项科普工程中,他们躬身实践、博采众长、匠心独运,力求以精要医论增辉杏林。

创作医学科普,是一种专业素养。生命健康,是民生大事。医学科普,推崇通俗,但绝不能低俗。相比于自媒体时代各种信息、谣言漫天飞的现象,这套丛书从一开始的定位就是准确性和科学性,绝不可有似是而非的内容。在内容准确性和科学性的基础上,还力求语言通俗易懂。为此,本系列丛书借鉴"十万个为什么"科普丛书,采取问答形式,就百姓关心的健康问题答惑释疑,指导人们如何科学防治疾病。上到耄耋老者,下至认字孩童,皆能读得懂、听得进,还能用得上,力倡"每个人是自己健康第一责任人"。

推广医学科普,是一种创新传播。科普,不是孤芳自赏,一定要能够打动人心、广泛传播。这就要求有创新、有温度的内容表达方式和新颖的传播形式。内容上,本套丛书从群众普遍关心的问题出发,突出疾病预防,讲述一些常见疾病的致病因素,让读者了解和掌握疾病的预防知识,尽量做到不得病、少得病,防患于未然。一旦得了病,也能做到早发现、早确诊,不贻误病情和错失救治良机。在传播方式上,为了方便读者高效利用碎片化时间,也为了让读者有更多获取健康知识的途径,本套丛书在制作时把每部分内容都录制成音频,扫码即可听书。为保证科普的系统性,丛书以病种划分为册,比如《心血管疾病科普问答》《内分泌与代谢疾病科普问答》《小儿外科疾病科普问答》等,从而能最大限度地方便读者直截了当地获取自己关心的科普内容。最终形成的这套医学科普丛书既方便读者查阅,又有收藏价值,还具有工具书的作用。

　　坚守医学科普，还需要有执着的精神。医学科普的推广、普及并非一日之功，必将是一项长期性、系统性的工程，我们将保持团队的活力和活跃性，顺应时代发展，不断更新知识，更好地护佑百姓健康。

　　这样一群有责任、有情怀、有坚守、有创新的杰出医者为天下苍生之安康所做的这件事，看似平凡，实则伟大。笔者坚信，他们在繁忙的临床、科研、教学工作以外耗费大量心血创作的这套大型医学科普丛书，必将成为医学史上明珠般的存在。不求光耀医史长河，但求为百姓答疑解惑，给每一位读者带来实实在在的健康收益。

中国工程院院士　张运

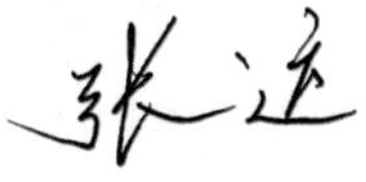

2023 年 4 月

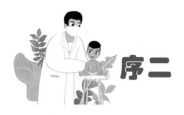

让医学回归大众

欣闻"医万个为什么——全民大健康医学科普丛书",这套由近千名医学领域专家和临床一线中青年医务人员撰写完成的丛书即将付梓,邀我作序,幸何如之。作为丛书总策划、总主编胡三元教授的同窗挚友,能先一睹著作,了解丛书撰述缘由,详读精心编写的医学科普内容,不禁感叹齐鲁医者之"善爱之心"及医学科普见解之独到。

庞大的丛书作者背后是民生温度。从医三十多年,我始终认为大众健康素质和健康意识的提高,是健康中国建设的重要内容。作为医生,应该多写科普类文章,给老百姓普及健康和医学知识,拉近与人民群众的距离,让科普成果切切实实为百姓带去健康福祉。

执好一支笔,写好小科普

医疗是一个专门的领域,由于人体的复杂性,注定了疾病本身往往是非常复杂的。虽然自19世纪以来,医学随着科学技术的现代化而飞速发展,人类攻克了很多疾病,但仍有许多疾病严重威胁着人类健康及生活质量。

医防融合是一个老话题,但不应只定格在诊室,还要延伸到诊室外,让医学科普知识融入百姓的日常生活,成为百姓的家居"口袋书",对防病更能起到重要作用。

普通民众的医学知识毕竟有限,在生活水平日益提高的当下,健康无疑是最热门的话题之一,可很多民众的防病及治病方式存在诸多误区,有些方法甚至还有害无益。

得益于互联网传播和智慧医疗的日益发达,许多执业医师走上了科普道路,为民众普及健康常识,提高全民的健康素养。创作医学科普对大众健康有利,而对医者而言,也能丰富自己的知识,精细化自己的思维,在医学求知路上不断前进。"医万个为什么——全民大健康医学科普丛书"作为科普知识的大集锦,依托山东省研究型医院协会雄厚的专家团队,凝聚起了近千名专家和中青年医学骨干力量,掀起"执好一支笔,写好小科普"热潮,在新世纪的今天,可谓功不可没,意义深远。

编好一套书,护佑数代人

科普不仅能够预防疾病的发生,很多已经发生的疾病也能够通过科普获得更好的预后。从这个意义上说,医生做科普的意义绝不亚于治病。从落实健康中国战略,到向世界发出大健康领域的"中国之声",在疾病防治上,我国医者贡献了不少中国智慧和中国方案。

"医万个为什么"脱胎于我们小时候耳熟能详的"十万个为什么"科普丛书,初读就觉得接地气、有人气。丛书聚焦的问题,也全部是与百姓息息相关的疾病疑难解答,全面、权威、可信、可靠。

尤让我耳目一新的是这套丛书创新性地采取了漫画插图以及音频植入的方式,相比单纯的文字阅读,用画图和语音的方式向读者介绍,会更直观。很多文字不易表达清楚的地方,看图、听音频会一目了然、一听而知,能切实助推健康科普知识较快为读者所掌握,不断提升大众对健康科普的认同感,相信丛书出版后,也会快速传播,成为百姓口口相传的"健康锦囊"。

凝聚一信念,擘画大健康

一头连着科普,一头连着百姓;一头连着健康,一头连着民生。

毫无疑问,"医万个为什么——全民大健康医学科普丛书"的编者们举山东之力,聚大医之智,以"善爱之心"成此巨著,已经走在了医学科普传播的最前沿,该丛书在当代医学科普领域堪称独树一帜之作。

我也殷切希望,医者同仁能怀赤子之心,笔耕不辍,医防融合,不断践行"让医学回归大众"的使命,向广大人民群众普及医学知识。期待本丛书成为护佑百姓健康的"金字招牌",为助力健康中国建设做出应有贡献。

最后,向山东省研究型医院协会及各位同仁取得的成绩表示钦佩,并致以热烈的祝贺。

中国工程院院士 宁光

2023 年 5 月

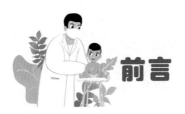 **前言**

每个孩子都是父母的心肝宝贝！我们曾经是孩子，如今成了父母，同时我们还有一个角色，那就是儿科医生。从此双重角色出发，编委会的成员们编写了这本书，不是为了教学，而是为了让父母们可以随时了解儿科常见疾病知识。我们作为孩子健康的守护者，除了尽心尽力为患儿诊治疾病外，还希望成为家长的好伙伴，帮助他们掌握预防儿童常见呼吸与过敏性疾病的方法，为孩子的身心健康与快乐成长保驾护航。

本书由临床经验丰富的高年资儿科医生编写，用通俗易懂的语言对儿科的常见呼吸与过敏性疾病进行了系统的介绍，包括常常困扰孩子的症状（如发热、咳嗽、鼻塞、喘息等）和常见的疾病（如上呼吸道感染、肺炎、过敏性鼻炎、腺样体肥大等）。目前，儿童呼吸与过敏性疾病的患病率逐年上升，困扰着诸多家庭，但缺乏系统讲述儿童呼吸与过敏性疾病的科普书籍。编者以多年临床经验为依托，查阅最新资料，编撰成书，此书具有创新性、全面性、系统性的特点。希望家长能从通俗易懂的文字中认识疾病，并迅速、准确地识别患儿病症，及时就医。另外，也希望家长通过阅读本书，学习在家如何护理患儿，减少乱用药、不当用药情况的发生，守护患儿的生命健康。

"神医"只存在于虚构的故事中，就算医生医术再高明，也需要并肩战斗的战友，而家长就是我们儿科医生最好的战友。家长对儿科疾病多一些了解，就能为孩子们的健康多提供一重保障。最后，我们建议家长多了解儿童保健常识，让孩子养成良好的生活习惯，并做到在孩子生病时能清晰地与医生互动、沟通。这些才是让孩子健康成长的必胜法宝。

限于编者的经验和水平，书中难免有疏漏与不足之处，敬请各位读者和专家批评指正，以便及时更正。

2023 年 10 月

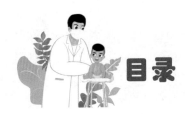

目录

孩子生病时的常见症状

发热

咳嗽

孩子常见的呼吸疾病

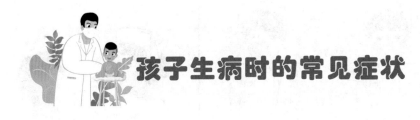

孩子生病时的常见症状

发热

1.孩子体温多高时算发热?

若孩子体温升高超出一天中正常体温波动的上限(肛温≥38 ℃或腋温≥37.5 ℃),即为发热。可按照体温高低将发热分为四类:以腋温为准,37.5～38.0 ℃为低热,38.1～38.9 ℃为中度发热,39.0～40.9 ℃为高热,超过41.0 ℃为超高热。

孩子的体温易于波动,活动、哭闹、情绪激动、进食、衣被过厚、室温高等因素都可使孩子体温发生变化,出现暂时性升高。因此,若孩子体温升高,家长需要鉴别是生理性升高还是疾病状态。

2.孩子发热时,测量哪个部位的体温比较好?

孩子发热时,可测量其腋下温度、口腔温度、肛门温度、耳温和额温。由于其他部位受外界影响较大,通常采用测量耳温及腋下温度来衡量孩子发热程度,尤其推荐家长测量腋下温度。

腋下温度的测量方法如下:若使用水银温度计,应将刻度调至初始位置,擦拭腋窝中可能存在的汗液,使温度计的尖端完全被皮肤夹紧,并保证足够的读数时间(至少 5 分钟)。如使用电子温度计,则根据提示音指示结束测温。家长应避免在孩子剧烈运动后、进食后、刚醒来、衣物过厚或哭闹等会造成体温生理性升高的情况下测量体温,以免与发热症状混淆。

测量腋下温度　　　　　　　　　　测量口腔温度

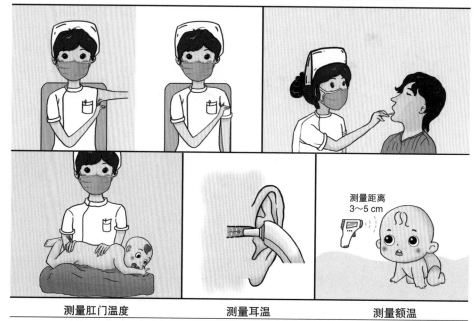

测量肛门温度　　　　　　测量耳温　　　　　　测量额温

3.家长应如何看待孩子发热？

发热对机体的影响有利也有弊,中等程度的发热可增强机体某些免疫细胞的功能,提高宿主对病原体或肿瘤的防御能力,但持续高热可引发细胞变性坏死,甚至引起发热相关的细胞因子风暴,危及生命。

高热对婴幼儿的危害更不容忽视。高热会导致婴幼儿的大脑皮层过度兴奋,使其出现烦躁不安、头痛,甚至惊厥等现象;或者会高度抑制大脑皮层,使其出现谵语、昏睡、昏迷等现象。

另外,发热会增加孩子的不适感,使机体代谢级耗氧量增加,造成机体脱水。持续高热最终会导致人体防御疾病的能力下降,增加继发其他感染的风险。

4.发热会损伤孩子的大脑吗？

发热是一种症状而不是一种疾病。引起发热的原因有很多,最常见的是一些感染相关的疾病,如病毒、细菌、真菌、支原体感染等;也有一些非感染性的因素,如风湿免疫性疾病、肿瘤等,也会引起发热;有时,剧烈运动也能引起体温暂时升高。发热本身并不会加重疾病,不能单以孩子体温的高低来判断疾病的严重程度。有一部分肺炎、脑炎患儿确诊时都以发热作为首要症状,但不是因为发热才导致脑炎、肺炎。

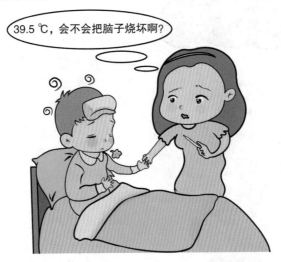

目前,没有证据表明发热会损害中枢神经系统,但发热可以使中枢神经系统兴奋性增高。特别是高热时,孩子会出现烦躁、谵妄、幻觉等症状。由于婴幼儿的神经系统尚未发育成熟,更易出现热性惊厥。如果孩子发热伴颈强直、前囟膨隆、意识水平下降、抽搐,甚至出现持续惊厥状态,往往提示中枢神经系统感染,可能会遗留神经系统后遗症。

5.为什么要给孩子退热?如何退热?

退热是为了改善孩子的舒适度,在特殊情况下(患儿合并慢性疾病或病重,如出现呼吸衰竭、心力衰竭等症状)更是为了保护重要脏器。我国 2016 年版《中国 0 至 5 岁儿童病因不明急性发热诊断和处理若干问题循证指南》推荐,对于≥2 月龄、腋温≥38.2 ℃,或因发热导致不舒适和情绪低落的患儿,应给予退热药物。

常用的降温方式主要包括物理降温及药物降温,具体采用哪种降温方式,需根据孩子的年龄、体质及发热程度来决定。

6.如何给孩子物理降温?

物理降温多用在以下情况:①口服退烧药体温下降不明显;②口服退烧药次数过多,超过每日最大剂量或次数;③口服退烧药困难;④新生儿期降温。

物理降温仍以改善孩子的舒适度为原则,可采用的方法包括温水外敷、温

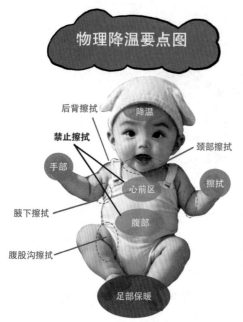

物理降温要点图

降温
后背擦拭
禁止擦拭
颈部擦拭
手部
心前区
擦拭
腋下擦拭
腹部
腹股沟擦拭
足部保暖

水浴、退热贴或减少穿着的衣物,这些均可以起到物理降温的作用。退热贴、风扇和降低室内温度属间接降温法,可通过传导、对流及蒸发作用带走身体的热量,使发热孩子感到舒适。目前,各国指南均不推荐采用乙醇擦身、冰水灌肠等方法来降温,这些会明显增加患儿不适感。

温水擦浴或洗温水澡可以暂时缓解高热,但没有退热的功效,当孩子不愿意配合时,家长不需要强迫。注意孩子发生寒战时,应避免擦浴。

另外,孩子发热时不要捂汗,捂汗不利于孩子体表散热,反而容易造成高热。

7.孩子出现发热、寒战症状时,应该物理降温还是保暖?

孩子发热、打寒战时,要进行以下处理:

(1)孩子发热初期体温会快速上升,这时身体产热增多、散热减少,临床上会出现畏寒、皮肤苍白、寒战等症状。出现以上症状时,家长要给孩子进行适当的保温。另外,家长可以通过揉搓孩子手心、脚心来促进血液循环,有助于缓解孩子打寒战的情况。

(2)如果体温超过 38.5 ℃,可以口服退烧药物,如布洛芬、对乙酰氨基酚。口服退烧药物后要少量多次地喝温开水,这有助于孩子降温,可缓解打寒战的症状。此外还要注意,孩子在打寒战时是不适合洗温水澡的,这样做会加重孩子的不适感。

所以,在孩子发烧、打寒战时,家长要进行适当的保温,促进孩子四肢血液循环,这样才能缓解发烧、打寒战的情况。

8.要怎样选退热药物?

2 月龄以上的婴幼儿推荐使用对乙酰氨基酚(如泰诺),6 月龄以上的孩子推荐使用布洛芬(如美林),不推荐使用其他药物(如阿司匹林、赖氨匹林、尼美舒利、安乃近、氨基比林等)来退热。

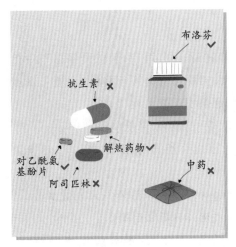
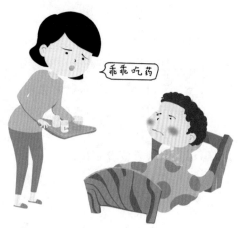

　　另外,不推荐家长使用布洛芬与对乙酰氨基酚联合或交替退热,不推荐将解热镇痛药与复合感冒制剂(如小儿氨酚黄那敏颗粒)联合使用。布洛芬和对乙酰氨基酚的特点及推荐用法如下表所示:

布洛芬和对乙酰氨基酚的特点及推荐用法

变量	对乙酰氨基酚	布洛芬
体温下降时间	1～2 小时	1～2 小时
起效时间	<1 小时	<1 小时
达峰时间	3～4 小时	3～4 小时
作用持续时间	4～6 小时	6～8 小时
适用年龄	2 月龄以上	6 月龄以上
给药途径	口服、栓剂	口服、栓剂、静脉
每次最大剂量	600 mg 或 15 mg/(kg·次) (以两者中较低剂量为准)	400 mg 或 10 mg/(kg·次) (以两者中较低剂量为准)
每日最大剂量	2.0 g 或 2 岁以下 60 mg/(kg·d)、 2～12 岁 75 mg/(kg·d) (以两者中较低剂量为准)	2.4 g 或 40 mg/(kg·d) (以两者中较低剂量为准)

　　* 注:退热起效时间一般为 30～60 分钟。

　　家长还应注意特殊情况下退烧药的选择:若孩子存在肝损害、肾损害、心功能不全、出血性疾病、葡萄糖-6-磷酸脱氢酶缺乏症等疾病,应根据不同状况选择适合的退烧药,建议有基础疾病的孩子发热时及时就诊,遵循专业医生的意见,合理安全用药。

9.如何处理积食引起的发热?

积食是中医的一个病证,是指小儿饮食过量,损伤脾胃,使饮食停滞于中焦所形成的胃肠疾病。积食多发生于婴幼儿,主要表现为腹部胀满、大便干燥或酸臭、矢气臭秽、嗳气酸腐、肚腹胀热,有的还会引起发热症状。

如果孩子是因积食引起的发热,可采取以下方法来降低体温:

(1)头部冰枕:将小冰块及少量水装入冰袋至半满,排出袋内空气,压紧袋口,确认无漏水后放置于枕部。

(2)补充水分:高热时,孩子会呼吸增快、出汗,导致机体丧失大量水分,所以家长应及时给其补充水分,使尿量增加,促进体内毒素排出。

(3)温水擦拭:用温湿毛巾擦拭孩子的头、腋下、四肢或洗温水澡,促进散热。

(4)泡脚:泡脚可以促进血液循环,缓解不适,帮助降温。泡脚可以用足盆或小桶,倒入 2/3 盆水,水温要略高于平时(40 ℃左右),以孩子能适应为标准。泡脚时,家长可以抚搓孩子的脚心,这样做既可以使血管扩张,又能减轻发烧带来的不适感。

(5)药物退烧:一般选择退热贴、退热栓剂,也可以选用口服溶液剂型或者颗粒剂型,1 岁之前的婴儿最好用滴剂,因为滴剂药物浓度小、刺激性小。

降低孩子体温的同时,家长应注意解决孩子积食问题:

(1)首先要揉脐摩腹帮助孩子加快消化。让孩子平躺在床上,家长以中指指腹或掌根揉按肚脐部位;也可以将四指指腹放在孩子的腹部,轻柔地做圆周运动,以促进肠蠕动,帮助消化。

(2)还要让孩子节食,以流质饮食为主。应尽量让孩子食用细、软、烂的食物,避免食用油炸食品、肉食、水果等不易消化的食物。另外,家长要给孩子服用助消化药物,如健胃消食片、小儿消食颗粒等。

10.如何处理病毒感染引起的发热?

病毒感染发热是人体免疫系统在对抗病毒感染时出现的正常生理反应,可以提高人体抵抗病毒的能力。临床上,多种病毒感染都会引起发热症状,常见的病毒有单纯疱疹病毒、肠道病毒、呼吸道合胞病毒等。

若遇到病毒感染引起的发热,首先需要密切观察体温变化,如果体温低于38.5 ℃,可以采取前文所述的物理降温方法进行退热;如果体温超过了 38.5 ℃,

则需要服用药物进行退烧。

如果确诊为病毒感染所引起的发热,需要遵医嘱应用抗病毒类药物进行治疗。在此期间一定要多喝温开水,以促进体内毒素的排泄,并预防身体脱水。

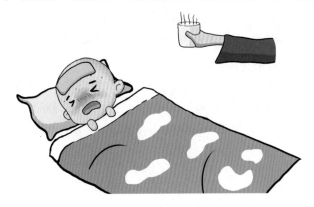

11.如何处理细菌感染引起的发热?

如果医生确诊只是普通的细菌感染,并且发热温度在孩子身体可以承受的范围内,则不要急于服用退热药物。因为发热也是机体防御系统抵抗疾病的一种表现,身体会通过调动防御系统来杀死细菌。急于服用退热药,反而会减弱机体的抵抗能力。这时,家长可以采用物理降温的方法为孩子进行降温,并及时给予孩子温开水。

对于一些比较顽固的细菌引起的长时间发烧,需要适当服用抗生素以帮助孩子降温。但需注意,服用抗生素一定要谨遵医嘱。

12.孩子服用退热药后出现了呕吐,需要补服吗?

孩子服用退热药后出现了呕吐,要根据孩子呕吐的量和时间,判断是否需要补服。

如果孩子吃完药后马上出现呕吐,并且呕吐的量特别大,同时复测体温没有明显改善,说明退热药并没有进入体内或只有少量残留,不能起到较好的退热效果,此时需要重复给药一次。

但是如果呕吐发生在服用退热药半小时后,且呕吐量较少,而且体温已经在逐渐下降,则说明退热药已经发挥了效果,就没有必要再吃退热药了,家长注意做好护理和观察即可。

13.孩子发热时,饮食方面需要注意什么?

孩子在发热时,代谢高、消耗大,需要及时补充营养物质。由于孩子发热时胃口一般会比较差,家长应该注意饮食搭配,激起孩子的食欲。

首先,由于发热的时候胃肠功能减弱,要尽量以清淡饮食为主。其次,发热时出汗较多,应该适当补充水分,避免脱水。

饮食方面,尽量要吃易消化、高蛋白、高维生素的食物,如鸡蛋汤、鸡蛋羹、绿豆汤、米汤、新鲜的蔬菜和水果;尽量不要吃糖,不要吃高脂肪食物(如肥肉和油炸食品)与含有添加剂和辛辣刺激性的食物,不要喝碳酸饮料,还要避免摄入过多的盐分。

14.孩子发热时,什么情况下需要及时就医?

有年龄较小、发热持续时间长、呼吸急促、频繁呕吐、精神不好、排尿异常、伴哭闹不易安抚、腹痛等情况的孩子要及时就诊。推荐家长使用下表粗略评估病情严重程度:

发热孩子严重疾病警示分级评估

预警信号	临床表现
绿色状态	呼吸:呼吸平顺,无窘迫 循环:皮肤、嘴唇和舌颜色正常;眼睛和黏膜湿润,有尿,无脱水 反应:反应正常、清醒、正常哭声或微笑 评估:必要时进行血尿常规检查,如有需要,4小时后再次评估
黄色预警	呼吸:鼻翼扇动,6～12月龄者呼吸频率＞50次/分,大于12月龄者呼吸频率＞40次/分,血氧饱和度≤95%,闻及湿啰音或喘鸣音 循环:心动过速,皮肤苍白,脱水征(黏膜干燥、眼窝凹陷等),尿量减少,心脏再同步化治疗≥3秒 反应:对周围环境无正常反应,长刺激方能清醒,动作减少和无微笑,肢体肿胀或瘫痪 评估:进行血尿常规、C-反应蛋白(CRP)、血培养、腰椎穿刺(特别是＜1岁的患儿)和X线胸片检查,3小时内重新评估

续表

预警信号	临床表现
橙色警戒	呼吸:呻吟,呼吸频率＞60次/分,中至重度吸气性凹陷 循环:皮肤苍白、花斑纹、苍灰和发绀,皮肤弹性减弱,心脏再同步化治疗明显延长,指端冷等 反应:对外界事物无反应,病态面容,各种刺激不能唤醒,虚弱,哭声微弱、尖叫或持续哭闹,有前囟饱满、颈项强直、惊厥等神经系统症状或体征等 评估:进行全血检查、血培养、CRP和尿液检查,择机行腰椎穿刺术检查、X线胸片检查、水电解质及血气分析,1小时内重复评估

注:出现黄色区域中任一表现即归为黄色预警,应尽快就诊;出现橙色区域中任一表现归为橙色预警,应立即就诊;处于绿色状态的孩子可暂时选择在家中护理,但应了解何时进一步就诊。

因上表中部分体征评估要求专业性较高,家长评估存在困难,再次强调,若孩子出现以下情况,需及时就诊:

(1)年龄＜3个月。

(2)体温＞40 ℃,超过24小时。

(3)体温≥38.5 ℃,超过72小时。

(4)发热伴随剧烈的呕吐或腹泻。

(5)发热伴随吞咽困难、呼吸急促、口唇青紫。

(6)表现为精神差、活动少、较烦躁,与日常状态很不一样。

(7)出现口干、泪少、尿少且黄的情况。

(8)出现剧烈头痛、颈部硬、前囟明显突出的情况。

(9)热退24小时后再次升高。

15.孩子有哪些发热治疗的误区?

误区一:孩子发热可以用激素退热。

孩子发热时使用激素退热是弊大于利的!

临床上,对于小儿急性发热的治疗,若非出现重症高热或存在免疫系统方面的疾病,一般不轻易使用糖皮质激素退热。采用糖皮质激素退热的方法引发不良反应的风险相对较高,如延长自然病程、造成感染扩散等,因此糖皮质激素应在医生的指导下权衡利弊,谨慎使用。尤其在未明确诊断发热病因前,不可滥用,以免掩盖症状,造成诊断困难。

误区二:孩子发热可以使用灌肠退热。

孩子发热时不推荐使用灌肠退热!

临床上,灌肠主要用于严重便秘、患有巨结肠的孩子,以及作为手术前肠道清理的辅助措施。灌肠用于退烧其实危害多多:如灌肠操作不当有造成肠壁损伤甚至穿孔的风险;容易出现用药过量或不足的情况;由于没有皮试这个环节,一旦孩子出现药物过敏,极有可能导致过敏性休克甚至更严重的后果;造成水电解质的紊乱和肠道菌群的失调。因此,家长不要轻易要求医生对孩子进行灌肠处理。

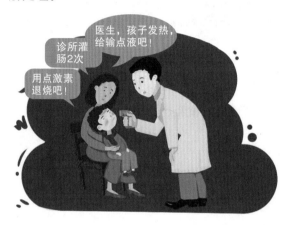

误区三:输液会使孩子退热更快。

输液不一定会使孩子退热更快!

是否需要输液应根据病情决定,与体温高低没有直接关系,若孩子存在以下情况,则建议输液:①存在严重的细菌感染或有发生菌血症的风险;②孩子存在严重脱水或电解质紊乱,需静脉补充或纠正,或存在进食困难、严重呕吐,不能口服补液时,需静脉输液;③存在休克或其他危重症情况,需静脉输液。

若患儿精神好、进食好,无上述情况,单纯为了退热则无需静脉输液。

16.孩子发热时,需要用抗生素吗?

大多数急性发热早期多为病毒感染引起,无需使用抗生素,但当医生评估孩子可能存在或合并细菌感染时,应使用抗生素。应注意,使用抗生素时需遵医嘱,不能随便添加或停用,以免造成孩子过敏或耐药。

17.怎样处理注射疫苗后引起的发热?

某些疫苗可能会引起孩子发热,如麻腮风、百白破、五联疫苗等,多在接种疫苗后 24 小时内出现,热程一般为 1～2 天,一般不会超过 3 天。

如果接种疫苗后出现短暂的发热,若孩子体温不超过 38.5 ℃,并无其他异常表现,则一般考虑为疫苗反应,可让孩子多饮水、休息,密切观察,一般体温会慢慢降下来。若孩子有高热或持续发热的情况,则应及时至医院就诊,以明确发热原因。

不建议接种疫苗后对孩子使用退热药物进行预防,以免影响疫苗的免疫反应效果。

18.孩子出现高热惊厥时应如何处理?

若孩子发热时出现翻白眼、意识丧失、四肢抽搐,这就是平常所说的高热惊厥,是因发热引起的热性惊厥。这时家长最重要的是防止惊厥发作给孩子带来的意外伤害,应对措施如下:

(1)将孩子放在地板或平坦的床上,解开衣领,头偏向一侧,及时清理口腔分泌物,不要向口腔内塞入任何物品,保持呼吸道通畅,避免造成误吸,引起窒息或吸入性肺炎。

(2)不要过度用力按压孩子,以免造成骨折;避免不必要的刺激,没有证据表明按压人中可以缩短发作时间。

(3)一般来说,热性惊厥发作时间短暂,3～5分钟可自行缓解,特别是孩子首次发作缓解后应立即送医院诊治,以明确病因。

(4)如果孩子既往曾有持续热性惊厥或本次发作已经超过3分钟仍不能缓解,一定要尽快拨打"120"急救电话。

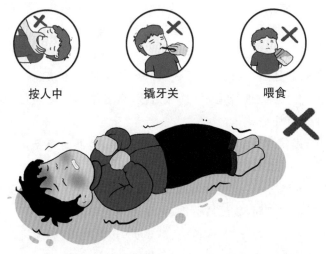

按人中　　　　　撬牙关　　　　　喂食

⚠ 保持侧卧平躺,解开衣领,头偏向一侧,清理口腔分泌物
⚠ 呼吸道通畅,避免窒息

咳嗽

1.什么是咳嗽?

咳嗽是人体正常的生理反应。当喉咙、气管的神经末梢或肺部受到刺激时,人体就会产生一种神经反射,迫使肺内气体通过气道咳出,它是身体的一种自我保护机制。但如果持续不断咳嗽或咳嗽较剧烈,就要引起警惕了。因为剧烈的咳嗽可引起呕吐、腹胀、球结膜出血、自发性气胸等一系列并发症,影响正常生活与社会活动,建议及时就医。

2.咳嗽有哪些常见病因?

按照咳嗽持续时间,咳嗽分为急性咳嗽(<2周)、迁延性咳嗽(2~4周)和慢性咳嗽(>4周)。从咳嗽时无痰或有痰来看,无痰为干性咳嗽,有痰为湿性咳嗽(年龄较大的孩子可咳出痰,年幼孩子无法咳出痰时,可通过喉间痰响判断)。

急性咳嗽通常是由呼吸道感染引起的,如咽炎、扁桃体炎、喉炎等。

慢性咳嗽则根据孩子年龄不同而病因有所差异:年龄<6岁的孩子出现慢性咳嗽,最可能是感染后咳嗽、咳嗽变异性哮喘、上气道咳嗽综合征(也称"鼻后滴流综合征"),也应警惕支气管异物吸入的可能;年龄≥6岁的孩子出现慢性咳嗽则以上气道咳嗽综合征和咳嗽变异性哮喘为主;心因性咳嗽或多病因性咳嗽的比例随年龄增长逐渐增加。此外,还有一些少见的严重疾病可以引起慢性咳嗽,如囊性纤维化、原发性纤毛不动、肺结核、血管结构异常、心脏疾病等,这些需要专业医生进行评估。

一般来说,困扰家长的儿童咳嗽多为慢性咳嗽,下面简要介绍一下可以引起慢性咳嗽的常见疾病:

(1)咳嗽变异性哮喘:以慢性咳嗽为主要或唯一临床表现的一种特殊类型哮喘,咳嗽多发生在夜间、凌晨或运动后,常表现为刺激性干咳。

(2)上气道咳嗽综合征:各种鼻炎、鼻窦炎、慢性咽炎、腭扁桃体和(或)增殖体肥大、鼻息肉等上气道疾病均可能引起慢性咳嗽。

(3)感染后咳嗽:继发于病毒、细菌、支原体等病原体引起的呼吸道感染的一组疾病,主要见于急性上呼吸道感染后,由于急性上呼吸道感染中普通感冒最常见,因此以前称为"感冒后咳嗽"。

(4)异物吸入:孩子在进食时应避免大笑、哭闹或剧烈运动,3岁以下的孩子应避免进食坚果类食物,以防止气管异物的发生,一旦发生气管异物,应立即去医院及时取出异物。

小儿慢性咳嗽病因复杂,可有多病因重叠,应在专科医生的指导下用药。

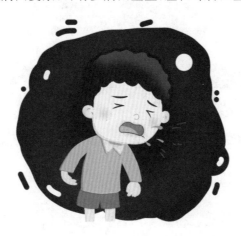

3.孩子咳嗽时家长该如何处理?

(1)家长应找到引起咳嗽的原因,如果是因为感冒、受寒,就一定要注意保暖、多饮水,增强身体抵抗病菌的能力,同时减少户外活动的时间,避免出现感冒、受寒加重的情况,并注意保护呼吸系统,不要受到冷空气的刺激。

(2)如果咳嗽严重,通过一般治疗没有好转,则应尽早就医,在医生的指导下,有针对性地口服止咳化痰药物。

(3)家长应观察孩子在咳嗽时有没有出现咳痰现象,咳嗽的情况是日间严重还是夜间严重,是否影响睡眠,有无喘息等情况,这有助于找出咳嗽的原因。

(4)家长可以多给孩子拍背,让孩子坐直或侧卧,若为婴幼儿,家长应将孩子抱在怀里,手掌半弯曲呈弧形,轻轻地空心拍打孩子的前胸及背部(肺的位置),避开脊柱,由下至上,由外向内,力度应均匀、适中,以孩子可接受为宜。拍背可以使呼吸道的分泌物变得松散,易于咳出,尤其在雾化后拍背,更能促进痰液排出,建议一天2~3次,每次10~15分钟。拍背时注意观察孩子面色、呼吸等。

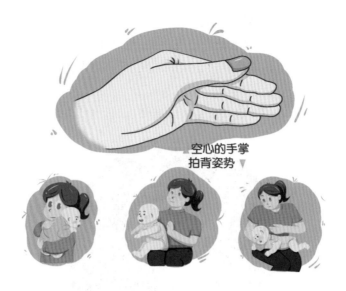

空心的手掌
拍背姿势 ▼

4.为什么孩子咳着咳着就吐了?

孩子咳嗽后出现呕吐,是很常见的现象,主要有以下几种原因:

(1)急性支气管炎:在支气管炎的早期,痰不多且黏稠时咳嗽明显,容易引起咽喉反射增强,导致呕吐。

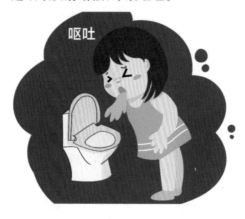

(2)百日咳:是阵发性痉挛性咳嗽,伴有呕吐。

(3)胃食管反流:胃食管反流引起的咳嗽是呕吐在先,咳嗽是继发性的。

除此之外,孩子咳嗽和呕吐也与生理结构有关:孩子的胃幽门括约肌发达,而贲门括约肌还没有长好,腹压增大容易反流;而且孩子胃是横位,而成人胃是竖斜的,所以孩子更容易呕吐。

5.为什么孩子晚上咳嗽得厉害?

孩子晚上咳嗽得厉害可能是急性支气管炎、过敏、鼻炎、胃食管反流等情况导致的。

(1)急性支气管炎:支气管炎如果在晚上急性发作,就会导致孩子出现剧烈咳嗽,多数还会伴有较多的分泌物,产生痰液。

（2）过敏：如果孩子在晚上睡觉的时候，环境空气不佳，粉尘过多，或是被子不干净，就可能发生过敏。当孩子发生过敏后，会引发支气管痉挛，导致出现咳嗽，身体还可能会出现皮疹。

（3）鼻炎：如果孩子患有慢性鼻炎，鼻部分泌物增多，在晚上睡觉的时候由于处于平卧状态，分泌物发生倒流进入咽喉部位，也会引起咳嗽症状加剧。

（4）胃食管反流：受重力影响，在晚上平躺的时候，胃液如果发生反流，会进入咽喉部位，形成刺激，导致剧烈的夜间咳嗽。

6.孩子咳嗽时需要使用抗生素吗？

儿童急性咳嗽通常由病毒感染引起，具有自限性，早期使用抗菌药物并不能减轻咳嗽和其他症状或缩短病程，反而会导致药物不良反应，诱导细菌耐药，因此不予常规推荐。当急性咳嗽病程迁延或症状加重时，尤其对于有基础疾病的孩子，需要考虑合并细菌感染的可能，并经验性使用抗菌药物治疗。

7.雾化对咳嗽有用吗？

雾化治疗是指将药物分散为细小的微粒或者雾状物，浮于气体中，该气体通过治疗仪器进入呼吸道和肺部，清洁、湿润气道，从而达到治疗效果。常用的药物是吸入性激素。与口服药物相比，雾化吸入药物直接作用于气道，疗效较显著，所以雾化吸入是呼吸系统疾病重要的辅助治疗措施。很多家长担心激素有不良反应，其实吸入激素在短期一般不会引起严重的全身不良反应。

目前，常用的雾化药物及其代表药物包括：

（1）糖皮质激素：如布地奈德吸入剂。

（2）支气管舒张剂：如特布他林、沙丁胺醇吸入剂。

（3）短效抗胆碱能药物：如异丙托溴铵吸入剂。

（4）其他：如地塞米松、抗生素、中成药注射液、利巴韦林等，不常规推荐用于雾化治疗。

雾化治疗在儿童呼吸系统疾病中的适用范围相对广泛，但不可滥用，应严格遵守适应证。雾化药物的配伍、适用指征及用药时间应咨询专业医生。

8.孩子居家雾化时应注意哪些问题？

（1）雾化前不要给孩子抹油性的面霜，防止药物吸附在脸上。

（2）至少在饭后 30 分钟进行,雾化的时候要让孩子坐直,不要半躺或者侧躺,避免药物溅出,影响效果。

（3）雾化时,如果孩子哭闹要暂时停止,等安静后再继续,否则会影响效果。

（4）如果雾化时孩子出现了不良反应,要立即停止,严重的话应及时就医。

（5）雾化后要及时给孩子清理脸和漱口,避免药物残留。

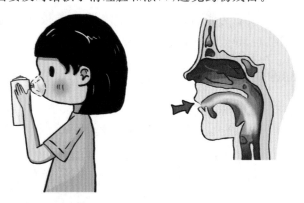

9.孩子做雾化时不配合该怎么办?

孩子做雾化不配合、哭闹,家长可以采取安排舒适的环境和睡眠时雾化等措施。家长切勿态度强硬,更不可过于焦虑,应耐心安抚孩子,让孩子找到认同感,同时帮助孩子转移注意力。

（1）安排舒适的环境:孩子做雾化时哭闹的主要原因是对雾化感到恐惧,对医院环境不适应,或者由于雾化面罩紧贴孩子面部造成不适。家长可以使用家用雾化器让孩子回家做雾化,熟悉的环境可以减轻孩子的恐惧感,孩子不容易哭闹。另外,雾化面罩不要紧贴在婴儿面部。

（2）睡眠时雾化:只要孩子能够平静呼吸就可以进行雾化,所以家长可以在孩子进入睡眠状态时进行雾化,而且效果会比较好,因为哭闹时呼吸以呼气为主,雾化吸入药物的效率会降低。

（3）其他方法:孩子做雾化时不配合,家长可以帮助孩子找到认同感,同时可以给孩子做示范,或让孩子看其他做雾化的小朋友,也可以通过看动画片、听音乐、听故事等方式帮助孩子转移注意力,家长要及时表扬和鼓励孩子,使孩子能够配合做雾化。

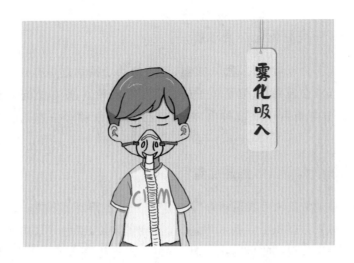

10.雾化蒸汽里的激素会不会使孩子产生依赖性？

雾化含有激素，短期应用是不会使孩子产生依赖性的，因为药物只作用到局部病灶，但如果孩子做雾化过多，则可能产生不良影响，常见如下不良影响：

（1）肝肾损伤：多数药物进入气道内，如气管或者咽喉部，此类药物也会经肺部进入血液循环，最终可能经过肝肾代谢，造成一定程度的肝肾损伤。

（2）口腔影响：孩子经常做雾化，容易引起口腔内菌群紊乱，发生鹅口疮或者口腔溃疡、破损等。

（3）面部影响：孩子经常做雾化时，面部会受激素药物影响，引起色素沉着。

所有药物均应遵医嘱，在医生指导下使用，避免自行、盲目地使用雾化作为止咳手段进行治疗，以免造成不良影响。

11.雾化前、后能吃饭吗？能喝水吗？

雾化吸入能够解除支气管痉挛、平喘或稀释痰液。雾化吸入治疗前半小时内尽量不要吃东西，主要是防止在雾化吸入过程中，雾化药物形成烟雾刺激咽喉部，造成呕吐、呛咳。

雾化之前可以少量喝水，能起到润滑气道的作用。一般情况下，在雾化后半个小时再进食，这样可以使呼吸道内药物成分完全吸收，确保药物的作用达到最好的效果。

12.孩子做完雾化还需要咳痰吗?

孩子做完雾化以后,应鼓励其咳嗽,适当地给予拍背也是有好处的。孩子做雾化以后痰液会被稀释,但是孩子的咳嗽功能比较差,所以最好对其背部进行轻度拍打,这样有利于痰液排出,对治疗有利,也能够缓解患儿咳嗽引起的不适。

13.孩子咳嗽需要做哪些检查?

急性咳嗽通常是由呼吸道病毒感染引起,一般不需要过多检查。

慢性咳嗽则需要积极寻找病因,可以常规做胸片,初始评估肺部情况。当胸片不能明确引起慢性咳嗽的病因时,或患儿出现特异体征如手指、脚趾末端膨大如鼓槌状,或高度怀疑气道异物吸入时,需做胸部CT进一步评估。

对于超过6岁的慢性咳嗽患儿,可常规进行肺通气功能检查。对疑似咳嗽变异性哮喘的慢性咳嗽患儿,建议使用呼出气一氧化氮检测辅助诊断。对怀疑与过敏相关的慢性咳嗽患儿,推荐行变应原检查。

建议在非侵入性常规检查不能明确慢性咳嗽病因或高度怀疑气道发育异常、气道阻塞或异物等情况下,根据病史和医生意见判断是否需要行支气管镜检查。

14.什么样的咳嗽考虑百日咳?

百日咳是由百日咳杆菌引起的急性呼吸道传染病,主要通过飞沫传播,传染性较强。百日咳典型的表现为阵发性痉挛性咳嗽,深吸气性哮声,有时被形象地称为"鸡鸣样"吸气性哮(吼)声。这种咳嗽非常突然且剧烈,很难控制。

对于婴幼儿,尤其4月龄内的小婴儿,咳嗽往往不典型,而是以咳嗽不出声、作呕、脸红、突眼等为主要表现,也会出现发绀、心动过缓或呼吸暂停等表现。接种疫苗后的百日咳可能也会没有典型的痉挛性或鸡鸣样咳嗽。一旦患儿诊断为百日咳,则需要抗生素治疗,建议早期诊断和治疗,同时对其进行隔离,避免外出传染给其他人。百日咳的预防建议是接种百日咳疫苗,它一般是在百白破疫苗里面,或五联疫苗里面。

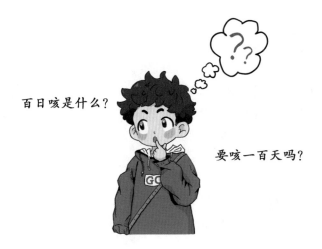

百日咳是什么？

要咳一百天吗？

15.如何治疗患儿心因性咳嗽和习惯性咳嗽？

诊断心因性或习惯性咳嗽,应在专科医生的帮助下排除其他器质性疾病引起的咳嗽。对于心因性咳嗽患儿,建议使用催眠、暗示、咨询和心理安慰等非药物干预疗法;对于习惯性咳嗽患儿,如症状不影响学习、生活和社交活动,可无需干预,如有影响,建议参照抽动障碍进行诊治。

16.咳嗽患儿是否需要脱离吸烟环境？

推荐咳嗽患儿脱离被动吸烟环境。多项研究表明,吸烟环境与慢性咳嗽、呼吸道感染、哮喘和喘息均有关。因此,让孩子远离吸烟环境对呼吸道健康非常重要。

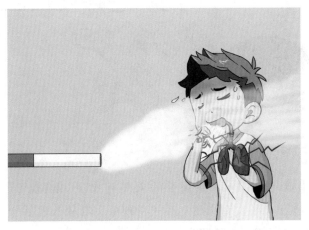

17.哪些咳嗽的患儿需要立刻就诊?

2月龄以下的婴儿咳嗽时必须至医院就诊。对于大一点的孩子,如果咳嗽时出现以下情况,应立即就诊:

(1)剧烈咳嗽;呼吸急促,或者出现呼吸困难。

(2)伴发热,使用退烧药物 2~3 次后无效。

(3)精神萎靡或烦躁。

(4)咳嗽时间较长。

(5)持续咳嗽超过 4 周。

(6)孩子被食物或其他物体呛到后出现的咳嗽。

18.孩子嗓子疼应如何处理?

(1)漱口:剧烈咽痛并伴吞咽疼痛,可以用复方硼砂溶液、复方氯己定含漱液或呋喃西林液漱口。

(2)口服药物:如果咽痛剧烈或伴发热(体温>38.5 ℃),可以服用对乙酰氨基酚或者布洛芬退热、镇痛。对乙酰氨基酚或布洛芬若严格标明一天最多只能服用 4 次,两次之间必须间隔 6 小时以上的,请勿过量使用,以免造成身体脏器功能损伤。不要擅自使用阿莫西林、左氧氟沙星等抗菌药物。

(3)局部超声雾化吸入:使用含有类固醇激素的药品,通过雾化器从口鼻吸入。

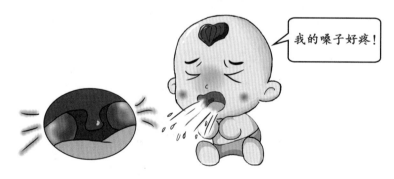

我的嗓子好疼!

19.孩子为什么会打鼾?

(1)喉软骨软化:这是小月龄孩子有"呼噜呼噜"声或有痰音最常见的原因。喉软骨软化是孩子生长发育中的一种正常现象。喉软骨软化的呼噜声常见于出生 2 周至 6 月龄的孩子,随着月龄增长,一般 1 岁左右会自然好转。如果孩子平时吃奶、睡觉、玩耍都没有太大异常,体重增长和生长发育都正常,那么家长就不用太过于紧张,不需要特殊治疗。孩子出生2周后应适当补充维生素D,并多带孩子晒晒太阳,而且要精心护理和喂养,尽量避免呛奶和呼吸道感染。因为呼吸道的感染容易诱发喉痉挛,加剧原先的喉阻塞。但如果孩子出现咳嗽增多、发热、声音嘶哑、呼吸困难、喂养困难、发育迟缓等现象,需要尽快带孩子去医院就诊,以明确是否存在其他疾病。

(2)睡前哭闹过或为仰卧睡姿:婴幼儿的鼾声多半受到生理性发育的影响,3~4月龄后就会逐渐改善。平时,家长注意帮孩子清洁鼻腔的分泌物即可。

(3)孩子过度肥胖:脂肪堆积使气道空间变窄,从而引起打鼾现象。孩子一旦出现体重超标,一定要严格控制。

(4)疾病原因:如果孩子睡眠中有明显打鼾、张口呼吸、憋气、反复惊醒、遗尿、多汗、多动等症状,就要警惕是否为病理性原因:①腺样体肥大和扁桃体肿大是引发孩子打鼾的主要原因,一般小孩子常常是这两个部位同时肥大,严重时还会表现为阻塞性睡眠呼吸暂停低通气综合征(OSAHS)。②呼吸道畸形:有些孩子出生时上呼吸道就畸形,如鼻中隔偏曲、鼻甲肥大、鼻孔闭锁等,导致呼吸道不顺畅,睡觉时会鼾声如雷。③异物:当孩子鼻腔有异物时,也可能引起打鼾。若孩子出现以上三种情况引起的打鼾,要及时治疗。

20.孩子咳嗽时需要进行肺功能检查吗?

肺功能检查是对肺脏功能的测评。简单地说,肺功能检查是通过专门的医疗设备来检测人体呼吸时呼吸道产生的气流速度和气流量,从而了解呼吸功能是否正常的检查技术。

肺功能检查主要项目包括肺容积、呼吸动力学、通气功能、换气功能、气道阻力检查等。通气功能检查是看肺呼出二氧化碳的能力;换气功能检查是看肺吸入氧气的能力;肺容积的检查可以看身体里气体量的多少和容纳能力,还可以看运动能力有多强。肺功能检查具体做法简单,而且对人体没有伤害,是直接对着空气侧流的传感器去做一个深呼吸的动作,在医护人员指导下去做深吸气和深呼气,按最大能力来测出自己的水平。

一般来说,出现以下症状的孩子需要做肺功能检查:

(1)反复咳嗽或伴有喘息。

(2)咳嗽持续2~3周以上,抗生素治疗无效。

(3)反复感冒发展到下呼吸道,并持续10天以上。

(4)哮喘患儿病情评估。

(5)急性发作的呛咳、声音嘶哑、呼吸困难。

(6)婴幼儿急性支气管炎、肺炎与哮喘的早期鉴别。

(7)其他呼吸系统疾病。

一般,5岁以上的孩子都是可以配合进行肺功能检查的。对于个别配合良好的孩子,也可以在4岁的时候进行肺功能的检查。3岁及3岁以下的婴幼儿如果要做肺功能检查,必须通过特殊的仪器和设备才可以进行。

21.肺功能检查有什么作用?

(1)可以尽早筛检出孩子肺部、呼吸道的病变,辅助医生诊断。

(2)鉴别孩子呼吸困难和咳嗽的原因,判断气道阻塞的部位。

(3)评估肺部疾病的严重程度。

(4)评估是否需要手术、耐受力及术后发生并发症的可能性。

(5)作为健康体检,对运动强度和耐受力进行评估。

(6)为了方便医生评估孩子的哮喘控制程度,在用药或者其他治疗方面是否需要调整。

(7)及时发现、纠正错误的用药方法。孩子学习认知能力比较弱,如果对药物的吸入方法掌握不正确,则有可能会对小气道的恢复产生影响,及时发现、纠正,让孩子正确地使用药物,对孩子的病情恢复有一定帮助。

22.哪些患儿不适合做肺功能检查?

(1)近一周内有大咯血、气胸、巨大肺大泡、心功能不稳定情况的患儿。

(2)对支气管扩张剂过敏的患儿。

(3)喉头或声带水肿、中度或以上通气功能异常的患儿。

23.肺功能检查会损伤孩子的肺吗?

肺功能检查一般是没有损伤的。肺功能检查主要是评估孩子的肺功能高低以及换气功能和通气功能,操作简单便捷,属于无创的检测方法,也没有辐射性的检查仪器,因此孩子没有不良反应和损伤。

只是有一部分孩子在做肺功能检查时,由于用力地呼气,可能会出现暂时性的咳嗽加重,属于一过性,对于孩子没有特别大的影响,因此各位家长不必担心肺功能检查的影响。

24.无法就诊时可以在家自行做肺功能检查吗?

一般,比较准确的肺功能检查都是在医院进行,但也可以在家中进行。比如测肺的通气功能,主要做一秒量或一秒率的检查,即看第一秒能吹出多少气体。在家里做测试时,可以让孩子深吸一口气,吸足后使劲吹,看多长时间能完全吹出去。一般正常人第一秒能吹 70%～80%,甚至接近 90%,3～4 秒就可以完全吹出去。如果孩子在此时间段能吹出全部气体,则说明肺功能正常。

此外,吹蜡烛也是常用的方法,家长可以点一根蜡烛让孩子吹。蜡烛被吹灭时,孩子离蜡烛越远说明肺功能越好。肺功能比较差的孩子可能在距离蜡烛 15～20 厘米时都吹不灭蜡烛。还有比较常用的 30 秒憋气试验,即让孩子平静下来憋气 30 秒,看其是否能坚持住。

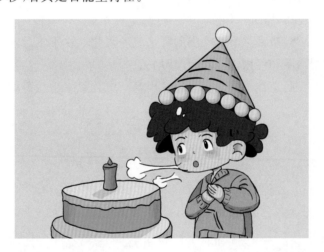

25.如何提高孩子的肺活量?

首先,运动是可以提高孩子肺活量的,如游泳、打球、晨跑、慢跑还有快走等。家长可以让孩子选择自己喜欢的运动,一开始运动要注意掌握时间,并且注意不要过度运动,每天运动 1 个小时左右即可。

另外,还可以采用深呼吸的方式锻炼提高孩子的肺活量,方法很简单:一开始让孩子慢慢吸气,然后慢慢呼气,反复练习 10 分钟,坚持一段时间就会有效果。如果有条件,可以让孩子学习游泳,因为水对肺部存在压力,所以游泳可以更好地增加肺活量。不过一定要注意,游泳一定要去正规安全的游泳场所,千万不可以让孩子去水库、湖泊、河道这些地方游泳!

26.什么样的孩子适合做呼气试验?

呼气试验指的是呼出气一氧化氮检测。呼出气一氧化氮是国际公认的气道炎症标志物,通过测定气道内源性一氧化氮浓度来反映呼吸道炎症类型及相关疾病。呼出气一氧化氮升高提示嗜酸性炎症及疾病;呼出气一氧化氮降低则提示抗炎治疗有效。

有呼吸道咳、痰、喘症状的患儿都应该进行该检查,适应疾病包括哮喘、慢咳、嗜酸性肺炎、过敏性鼻炎、原发性纤毛运动障碍等。

呼气试验有四个方面的临床价值:

(1)早期诊断:呼出气一氧化氮水平的变化早于肺功能变化与症状。

(2)炎症分型:嗜酸性炎症会引起呼出气一氧化氮水平显著升高,从而指导激素类药物的使用,降低误治率。

(3)疗效监测:激素类治疗会引起呼出气一氧化氮水平显著降低,从而指导激素类药物的增减和停用,降低医疗费用。

(4)预后管理:急性加重也会引起呼出气一氧化氮水平显著增加,从而监测预后,降低住院率。

鼻塞、流涕

1.孩子为什么会流清涕?

(1)上呼吸道感染:多数病程在一周内,除了流清涕还可以伴有打喷嚏、鼻塞、咽喉肿痛、咳嗽、不同程度发热等症状。如果临床症状比较轻微,可以不给予药物干预,并多喝水,1周左右上述症状可以自行痊愈。如果流鼻涕症状比较严重,影响了睡眠和生活,可短期内口服抗组胺药或外用鼻黏膜减充剂,也可用生理盐水喷洗鼻腔。

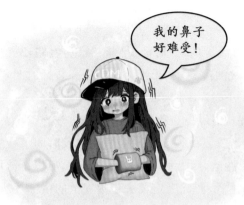

（2）鼻炎：如果流清鼻涕持续时间比较长，超过 2～3 周，甚至持续 1 个月以上，则表明可能存在鼻炎或者过敏性鼻炎，应及时至医院就诊。如果确定是鼻炎或者是过敏性鼻炎，需要外用鼻喷剂或者口服抗过敏药物缓解临床症状。

2.孩子鼻塞有哪些常见原因？

孩子鼻塞时，家长应区分生理性鼻塞和病理性鼻塞。

（1）生理性鼻塞：生理性鼻塞是各种原因导致的鼻腔通气受阻，但并不是疾病引起的，特别是 3 月龄以下的婴幼儿，由于他们的鼻黏膜对冷空气和外界的过敏物质比较敏感，加之鼻腔比较狭窄，鼻腔内鼻毛稀少，黏膜柔嫩，血管、淋巴组织与成人相比较为丰富，一旦遇到冷空气，容易出现充血、水肿、鼻内分泌物增多而导致鼻塞。

（2）病理性鼻塞：病理性鼻塞是由病理性因素引起的，这种鼻塞持续时间较长，而且还可伴随流鼻涕、打喷嚏、头痛等感冒症状。如感冒、急性鼻窦炎、过敏性鼻炎、腺样体肥大都可引起鼻塞，需要带孩子寻求专业医生的帮助。

长时间病理性鼻塞对孩子的影响不容忽视，孩子呼吸不畅，容易变得焦躁、爱哭闹，严重时甚至影响孩子饮食。长期鼻塞还会造成孩子在睡眠时打鼾，影响其正常发育。因鼻塞导致长期张口呼吸的孩子可能会有面部发育障碍，导致龅牙面容，即所谓的"腺样体面容"。所以，长期鼻塞应引起家长的重视。

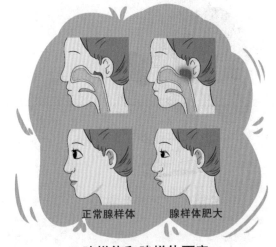

正常腺样体　　腺样体肥大

腺样体和腺样体面容

3.孩子鼻塞、流涕时家长应如何处理？

（1）保持环境适宜：可以尝试使用加湿器以加强空气湿度。如果在干燥的冬季，建议将室温保持在 20～22 ℃，湿度 50%～60%。

（2）清理鼻腔分泌物：可以轻轻按摩孩子鼻翼两侧，促进鼻痂排出；如鼻痂过于干燥，可以尝试在鼻腔内滴入 1～2 滴母乳或维生素 AD 滴剂将其软化后，用棉签小心卷出,必要时也可以使用洗鼻器。

(3)改变体位:如果左侧鼻塞,孩子应右卧;如果右侧鼻塞,孩了应左卧,或者将孩子头部微微垫高(适合于 2 岁以上的孩子),这样也可适当缓解鼻塞症状。

(4)给予热敷:用温毛巾敷贴鼻腔,每次 10～15 分钟,鼻腔内的鼻黏膜受热会出现收缩,通过热敷可以让鼻腔通畅,黏稠的鼻涕也容易水化流出。

(5)脱离过敏环境:有过敏性鼻炎的孩子应避免接触导致鼻塞的危险因素,如质量较差的环境、二手烟、花粉、易过敏的物质或感染其他疾病等。

以上是一些较为常见的缓解方法,如果经过以上方法,孩子鼻塞症状还未缓解,应立即就医,通过医务人员给予的干预来缓解鼻塞。

喘息

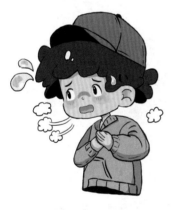

1.什么是喘息?

喘息是呼吸过程中发出的持续、粗糙的声音,是由气体通过狭窄气道形成湍流产生,常被形容为"拉风箱"的声音,不同于跑步以后的大口喘气。年幼孩子因为其本身的呼吸系统解剖生理特点,较成人更易发生喘息。如孩子出现异常的呼吸音,建议家长尽快就医。

2.孩子喘息的发病率高吗?

由于孩子的解剖、生理及免疫特点,喘息在孩子中发生率较高。数据表明,约 34％的孩子在 3 周岁之前出现过至少 1 次喘息,有近半孩子在 6 岁前出现过喘息。不管何种原因引起的喘息,均应引起家长的重视。

3.孩子喘息的常见原因是什么?

孩子喘息的病因多种多样,且因年龄而异,引起孩子喘息的原因包括哮喘、呼吸系统感染性疾病、气管及支气管发育异常和异物,也包括呼吸系统外疾病,如心血管疾病,特别是血管环畸形和胃肠道疾病等。在感染性疾病引起的喘息中,呼吸道病毒感染最多见,其次是非典型病原体感染。孩子喘息原因复杂,家长应及时就医求助于专业医生。在婴幼儿阶段，无论何种原因引起喘息，在喘息发作时均应进行积极治疗。

4.孩子为什么会出现活动后喘息？

（1）缺氧：很多孩子患上肺炎后，都会出现呼吸急促的现象，如果病情严重，呼吸急促的表现也会更加明显。孩子出现这种症状的主要原因是缺氧。肺部是呼吸系统的重要组成部分，出现了炎症之后，氧气的供应就会受到影响，进而导致缺氧现象，吸进去的氧气不够，呼吸频率便会加快，渴望吸进去更多氧气。

（2）呼吸系统发育不完善：和成人相比，小孩子的呼吸系统发育是不完善的，不仅容易患上肺炎，而且患病后表现出的症状也比较多，很多成人肺炎可能不会导致呼吸急促或者症状较轻，但是小孩子就会出现这种现象，而且表现往往比较明显。

（3）肺炎病情加重：若孩子的肺炎没有得到及时有效的治疗，病情进一步加重，就会导致呼吸急促的现象，严重者还会发生哮喘。这时需要及时就医治疗，否则可能会引发呼吸困难和发绀的症状，甚至还会危及患儿的生命。

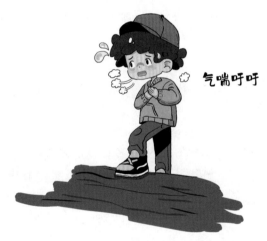

气喘吁吁

5.对于活动后喘息的孩子，家长应如何护理？

（1）室内应保持空气流通清新，无刺激气味（如油漆、烟雾、煤气等），严禁吸烟，冬季时应注意室内温度。

（2）孩子饮食应清淡，忌过甜、过咸、过辣食物，不吃刺激性食物。

（3）孩子一旦喘息发作，应采用半卧位，不宜使用羽毛或棉絮填充的枕头。如果条件允许，可定时定量进行吸氧。

（4）如果孩子喘息发作有规律性，固定在某一时间段，应于发病前两小时服用药物。如出现面色苍白、发绀、呼吸急促、四肢发冷等症状，应及时就医治疗。

（5）活动后的孩子常会因为运动而诱发喘息，但并非不能运动，孩子可根据自己的病情程度做适量运动，应循序渐进，不能盲目剧烈运动，以免诱发喘息。

6.孩子为什么会"呼哧呼哧"地喘？

孩子发出"呼哧呼哧"的声音应该是因为嗓子里有痰、鼻子不通气，与气道当中的分泌物增多有一定的关系。家长需要注意保持室内的湿度高一些，多给孩子喝水，勤拍背，促进痰液的排出。如果伴有鼻塞、咳嗽、发热等症状，是呼吸道感染的一个表现，需要口服药物进行治疗。

毛细支气管炎也会导致婴幼儿喘息，多见于1岁以下的婴幼儿，且多数是由呼吸道合胞病毒引起，一般给予雾化治疗。家长应勤为孩子拍背，注意吸痰，给予营养支持。

哮喘可引起大年龄组孩子喘息。家长可能听到孩子喘气粗或有哮鸣音，部分患儿考虑是接触变应原或者是感染引起，从而导致支气管痉挛性发作，也称为"支气管哮喘"。如果吸入 β_2 受体激动剂和吸入激素治疗后症状得到很快缓解，则考虑支气管哮喘的可能性较大。应及时就诊，以免耽误病情。

7.婴幼儿出现呼吸急促时家长应如何处理？

1岁婴儿的正常呼吸频率大约为30次/分。当婴幼儿出现呼吸急促时，应明确呼吸急促的原因，可考虑以下方面：

（1）呼吸道感染：需要警惕下呼吸道感染，若婴幼儿呼吸急促，建议尽早住院治疗，通过吸氧改善低氧血症，接受抗感染治疗，加强护理，保持呼吸道通畅。

（2）心脏疾病：积极针对原发疾病进行治疗，如果是心功能不全，要进行强心利尿治疗；如果是心肌炎，要进行营养心肌治疗；若为严重的先天性心脏病患儿，应尽早手术治疗。

（3）呛奶：一般有明确呛奶史，建议及时将头偏向一侧，拍背，促进奶液排出，避免出现吸入性肺炎以及呛奶窒息的情况。注意观察患儿的呼吸、面色、精神状态，如果呼吸急促不改善或口唇发绀，建议去医院就诊，及时进行吸痰、吸氧等辅助治疗。

8.孩子反复喘息一定是哮喘吗？

喘息是一种症状，并不是哮喘所独有的，但是对于反复多次的发作性喘息，依然要注意哮喘的可能。病毒感染往往是引起早期喘息的重要原因。对于反复喘息的婴幼儿，要评估发展为哮喘的可能性。因此，对于反复喘息的孩子，明确病因尤为重要，在专业医生评估后，若有发展为哮喘的可能，应及早干预。

9.如何评估喘息婴幼儿是否会发展为哮喘?

2022年的全球哮喘防治创议指出,可通过不同天数内的症状(咳嗽、喘息、呼吸困难)发生次数来评估婴幼儿患有哮喘的可能性。

(1)当发生上呼吸道感染时,出现的症状(咳嗽、喘息或呼吸费力)小于10天且每年发作2~3次(发作间期没有症状)。若满足以上条件,婴幼儿患有哮喘的可能性小。

(2)当发生上呼吸道感染时,出现的症状(咳嗽、喘息或呼吸费力)大于10天且每年发作大于3次,或者发作症状严重和(或)夜间恶化。同时,在发作间期,孩子可能有咳嗽、喘息或呼吸费力表现。若满足以上条件,则婴幼儿存在患有哮喘的可能。

(3)当发生上呼吸道感染时,出现的症状(咳嗽、喘息或呼吸费力)大于10天且每年发作大于3次,或者发作症状严重和(或)夜间恶化。同时,在发作间期,孩子玩耍或者大笑时出现咳嗽、喘息或呼吸费力的表现。若满足以上条件,婴幼儿大概率患有哮喘。

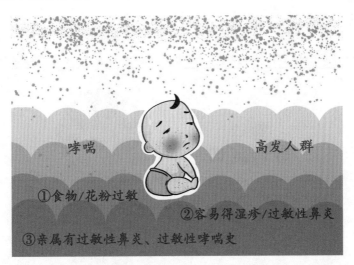

哮喘　高发人群
①食物/花粉过敏
②容易得湿疹/过敏性鼻炎
③亲属有过敏性鼻炎、过敏性哮喘史

如怀疑哮喘诊断,患儿可尽早参照哮喘治疗方案开始试验性治疗,并定期评估治疗反应,如治疗4~8周无明显疗效,建议停药并进一步诊断评估。另外,大部分学龄前喘息患儿预后良好,对这些患儿必须定期(3~6月)重新评估,以判断是否需要继续治疗。

10.孩子喘息时出现哪些症状应立即就医?

(1)呼吸急促:呼吸急促就是我们理解的呼吸变快,不同年龄段有不同的呼吸频率,如果3岁以下婴幼儿的呼吸频率超过40次/分钟,3～6岁幼儿呼吸频率超过30次/分钟,就应引起家长们的关注。因为婴幼儿的个体情况不尽相同,家长们可以根据这些参数进行基本的判断。

(2)呼吸困难:呼吸困难也就是呼吸费力,呼吸费力的孩子严重时会出现张口呼吸、鼻翼扇动,甚至发绀。这是由呼吸道管腔堵塞、痉挛或狭窄引起的,表现为呼吸用力,呼吸时胸廓凹陷,是喘憋严重的表现。

(3)面色发青:发生喘息的婴幼儿在比较严重的情况下会有脸色稍微发青的表现,也是需要家长们仔细观察的。脸色发青主要也是由呼吸困难、缺氧导致的。低年龄孩子可表现为口周发绀、口唇青紫。

(4)睡眠不安稳:若婴幼儿无咳嗽喘息的情况,那么睡眠不安稳也可能是生理因素,但若合并病毒感染,出现睡眠不安稳的情况,会伴随着比较烦躁的状态,是一个病态的表现,也应引起家长们的格外注意。

(5)进食减少:婴幼儿的胃肠道功能发育不健全,喘息严重时往往伴有消化系统症状,所以有的孩子也会表现为食欲降低、腹胀、腹泻等。

其中,呼吸急促、呼吸困难更能直接反映呼吸系统疾病的严重程度。

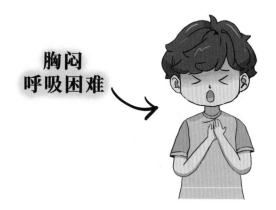

11.孩子若反复喘息,家中应常备哪些药物?

家中要常备雾化吸入的设备和急救药物,例如布地奈德混悬液及沙丁胺醇(或特布他林)、异丙托溴铵雾化吸入溶液,根据不同年龄段、不同体重,按剂量使用。若为轻度发作,每日用药2次;如果患儿是中重度发作,出现呼吸困难、说话不能成句、口唇发绀、大汗淋漓、不能平卧等表现,可以间隔 20 分钟使用 1 次,1 小时内连续使用 3 次。雾化吸入治疗适用于各年龄段的患儿,不需要主动配合。如雾化后喘息无缓解,或缓解后再次出现,建议及时去医院就诊。

过敏

1.过敏是什么?

过敏是机体受到生理剂量的变应原刺激后,出现异于常人的生理功能紊乱或组织细胞损伤的反应,称为超敏反应。过敏性疾病是一组由于机体免疫系统对环境中典型无害物质产生的超敏反应性疾病,包括过敏性鼻炎、特应性皮炎、过敏性哮喘、食物过敏和严重过敏反应等。过敏是全球健康问题,据世界卫生组织(WHO)统计,过敏性疾病已跃居全球疾病的第六位,其发病率仍呈逐年上升趋势。过敏性疾病已成为 21 世纪常见疾病之一,影响了全球约 25% 的人群,不仅影响患者的生活质量,甚至危及生命,给社会带来了沉重的经济负担。

2.孩子存在哪些表现时要警惕可能有过敏?

若孩子出现以下症状,可能是由过敏引起的:

(1)皮肤症状:如果患有较严重的湿疹,要考虑是由食物过敏诱发。皮肤大片风团、瘙痒,可能为不同原因导致的急(慢)性荨麻疹。在吃了一些特定的食物(如鸡蛋、牛奶、海鲜等),或者接触了特定的物质后出现皮疹,也有可能是皮肤过敏。

(2)眼、耳症状:孩子出现眼痒、红肿、流眼泪、反复揉眼睛时,可能是过敏性结膜炎;出现外耳道内反复流水,可能是外耳湿疹等。

(3)鼻部症状:孩子经常出现鼻痒、打喷嚏、流鼻涕时,需要警惕过敏性鼻炎;若在扫房间时加重,可能是尘螨导致的过敏性鼻炎;若季节性出现症状,可能是春季或夏秋季花粉导致的花粉症。

(4)呼吸道症状:孩子若经常胸闷、憋气、反复咳嗽、喘息,甚至呼吸困难,要考虑是否有哮喘;换季时或者感冒后反复咳嗽,有可能是过敏性咳嗽,或咳嗽变异性哮喘等。

(5)消化道症状:食物过敏可引起呕吐、腹泻、肠绞痛及便血等消化道症状;

若孩子拒食、进食哭闹、无饥饿感及辅食添加困难,也可能提示食物过敏。

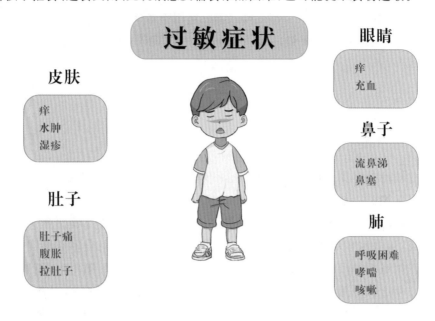

3.各年龄段孩子过敏的表现有哪些不同?

过敏性疾病在幼儿期不同年龄有不同的表现,2岁以内的孩子以皮肤过敏(湿疹)和食物过敏(牛奶蛋白过敏)为主,3岁以后慢慢演变为气道过敏,包括上气道过敏的鼻炎和下气道过敏的哮喘。部分疾病会伴随孩子的一生,需要积极防治。

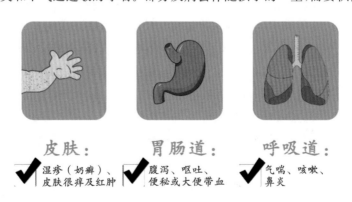

4.过敏的"元凶"有哪些?

引起过敏的物质又称"变应原"。通常,变应原又分为吸入性变应原和食物变应原。

（1）常见的吸入性变应原有室尘、螨虫、羽毛、动物皮屑、真菌、蟑螂、花粉。

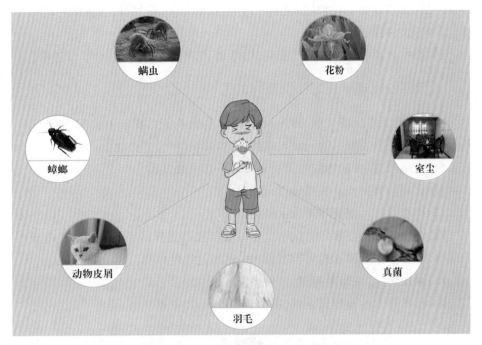

（2）食物变应原包括鱼、牛奶、小麦、花生、坚果、大豆、鸡蛋、贝类。生命早期的变应原主要是食物，特别是牛奶。幼儿中最常见的食物变应原是牛奶、鸡蛋、花生、小麦、大豆、坚果、鱼和贝类，其中牛奶、鸡蛋、小麦和大豆过敏在 5 岁时大多可缓解。

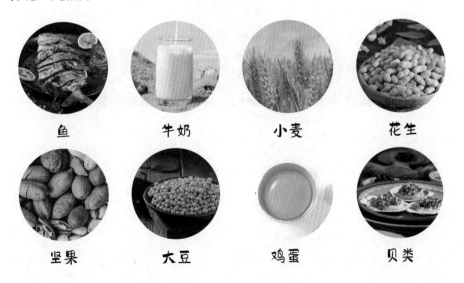

（3）呼吸道病毒感染。

（4）化学刺激物或药物，如香烟尼古丁、汽车尾气、臭氧等，药物如阿司匹林等，都可直接诱发过敏症状。

（5）间接因素，如运动、天气变化、喝冰水、情绪不稳定等，都会导致过敏。

5.孩子出现哪种情况时需及时就医？

根据世界变态反应组织（WAO）的指南，如果孩子出现以下表现，可能属于严重的过敏反应，需要尽快到医院就医，必要时拨打"120"急救电话：

（1）发病快速（在接触过敏物后几分钟至几小时发病）。

（2）出现较大面积皮肤过敏表现。

（3）伴有唇、舌、颜面等部位水肿表现。

（4）出现呼吸道症状（憋气、喘息），过敏早期可能只是手心、足心、头皮或咽部瘙痒表现，少数会迅速进展至喉头水肿甚至过敏性休克。

（5）血压下降，或晕厥摔倒、二便失禁。

（6）出现严重的胃肠道症状（腹部重度绞痛，反复呕吐等）。

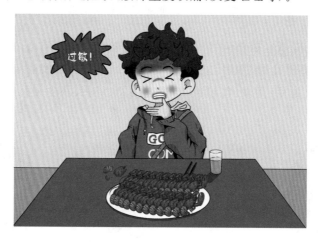

6.如何明确变应原？

目前，可以通过变应原检测项目明确变应原，如皮肤点刺试验、特异性 IgE 检测、血清总 IgE 检测。皮肤点刺试验的原理是将微量可疑变应原注入皮肤诱发相对可控的过敏反应；特异性 IgE 检测及血清总 IgE 检测都是通过抽外周血检查，与皮肤点刺试验相比，相对来说更加安全。

上述方法对变应原的预测各有特点。皮肤点刺试验属于体内试验，简单快速,通过点刺后根据风团大小判断阳性,存在一定的主观性,但假阳性相对较多,容易"滥杀无辜",比较适用于较大孩子的吸入性变应原筛查。

特异性 IgE 检测即抽血检查变应原,也称为"体外试验",是目前来说相对准确、医生认可的变应原检测方法。但它并不是万能的,它只检测血液中的 IgE,仅占体内总 IgE 的一小部分,可能无法识别现有的致敏原,出现假阴性,容易放过"元凶"。

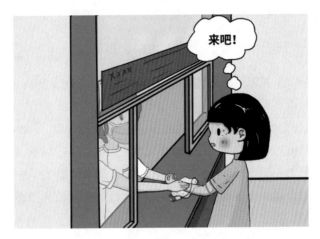

实验室的方法都具有一定的局限性,这就需要家长在平时生活中多观察,多做膳食记录,注意孩子接触哪种物品后会出现过敏的症状。目前,诊断食物过敏的"金标准"仍然是激发—回避—再激发,但这个过程需要在专科医生的指导下进行。

7.做变应原检测有什么好处?

首先,变应原检测可以帮助医生更准确地诊断、明确变应原,也就是找到明确的病因,知道病因就可以根据具体情况采取不同的治疗方案。

其次,做变应原检测可以监测疾病的变化,因为变应原并不是一成不变的。尤其是对孩子来说,比较常见的是食入变应原,但有些食物过敏会随着孩子的成长逐渐耐受,直到可以正常摄入。每年定期对变应原进行评估,可以指导孩子接下来如何忌口、如何进食、如何应对食物过敏。随着年龄的增长,有些孩子的过敏可能就慢慢消失了,那么以后就可以正常进食了。对于吸入变应原,可以通过变应原检测配合症状和其他检查,判断孩子这段时间是否应严格规避变应原、过敏情况有无减轻、用药需不需要调整等。

最后,对于需要进行脱敏治疗及抗 IgE 治疗(奥马珠单抗)的孩子,变应原检测结果可以帮助医生预估孩子的治疗效果,并根据孩子体重和变应原检测结果确定药物(比如奥马珠单抗)用量。

8.孩子得了过敏应如何治疗?

对于诊断为牛奶蛋白过敏的孩子,由于喂养方式及过敏严重程度不同,建议去过敏门诊就诊,进一步获得专业意见。对于气道过敏的孩子,可以根据过敏的严重程度、有无喘息、发作频繁程度等选择抗过敏药及吸入糖皮质激素治疗,建议去过敏门诊或慢性咳嗽及哮喘门诊就诊,以获得更专业的指导。

9.对于变应原呈阳性的患儿,应如何护理?

(1)在日常生活中避免接触变应原,不要处于花粉浓度高以及刷油漆的地方。

(2)日常饮食要均衡,过敏性体质的孩子应该注意饮食,不要吃油腻、辛辣、冰冷等易引起过敏的食物。一旦有皮肤发痒、呼吸急促的情况发生,一定要立刻检查孩子在过去一天的饮食结构,并停止摄入高危险食物,避免引起更严重的过敏反应。富含维生素和植物性蛋白质的食物适合过敏体质孩子摄入。

(3)孩子洗脸、刷牙要用温水,勤换洗衣物,家庭环境要整理干净,降低室内的尘螨量。

(4)让孩子锻炼身体,增强抵抗力,有规律地做些运动,放松身心,再配合药膳饮食来增强免疫力,对改善过敏性体质有显著作用。不过,应注意让孩子随身携带治疗过敏的药品。

10.如何预防过敏?

(1)母孕期:无证据显示母亲妊娠期回避牛奶和鸡蛋会减少子代过敏性疾病的发生率;而母亲哺乳期饮食干预除可短时降低湿疹的发生率或严重程度外,并不能减少后期其他过敏性疾病的发生;故为了避免母亲、胎儿(婴儿)营养不良,不推荐限制母亲妊娠期、哺乳期饮食。另外,母孕期应注意尽量不用或少用抗生素、解热镇痛药,不要接触消毒剂、杀虫驱蚊剂。

(2)围产期:剖宫产出生的婴儿比顺产出生的婴儿发生过敏性疾病的概率明显更高,主要是因肠道菌群量的影响,因此提倡自然分娩,有助于肠道有益菌的定殖。

(3)婴儿期:

1)尽量选择纯母乳喂养:纯母乳喂养有助于降低孩子特应性皮炎及牛奶蛋白过敏的发病率。

2）采用低敏配方：与纯人乳相比，水解配方对于预防高危儿牛奶蛋白过敏不具优势；但对于不能纯人乳喂养的高危儿，与普通牛奶蛋白配方相比，采用部分水解配方可预防或推迟婴幼儿早期特应性皮炎和牛奶蛋白过敏的发生；不推荐用大豆蛋白或其他动物乳预防婴儿牛奶蛋白过敏。

3）固体食物的引入时机：对于牛奶蛋白过敏的孩子，不应推迟添加易过敏食物的时间，可以通过微量引入来达到免疫耐受，牛奶蛋白过敏的孩子早期应摄入多元化食物，有利于产生免疫耐受，减少以后发生过敏性疾病的风险。

4）益生元和益生菌：1岁内幼儿添加益生元可明显降低哮喘及食物过敏的发生，也可能降低湿疹的发生，但并不能有效预防其他过敏性疾病及食物过敏。

5）减少抗生素的使用：早期使用抗生素可显著导致肠道菌群成熟延迟，增加过敏性疾病的发生率。

6）环境因素：减少被动吸烟，母亲怀孕及婴儿出生后应避免接触香烟环境。

（4）幼儿期：

1）建立免疫耐受：建议孩子多去公园，相信在公园玩耍的同时，也会吸入一些花粉和自然存在于环境中的霉菌。这样孩子的免疫系统就会"知道"这些变应原是正常生活的一部分，并"认可"它们。

2）补充维生素D：许多研究表明，维生素D缺乏是患有过敏性疾病的一个风险因素，所以要及时补充维生素D。

3）多享受大自然：医学界最近提出了一项新的疾病，称为"自然缺失症"。研究证明，若待在户外的时间不足，孩子和成年人的确会产生更大的压力、更多的行为问题，以及更广泛的情绪和学习障碍，这些压力也导致了免疫失衡。所以多花时间在自然中徒步和探险远足，将有助于孩子远离疾病。

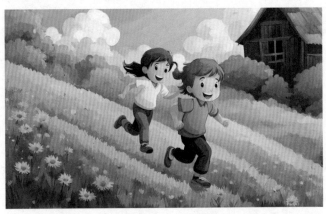

4)把家建成"绿"房子:避免灰尘、霉菌、花粉,保持家里干净整洁。

5)吸烟和过敏性疾病不能共存:如果家里有人过敏,所有家庭成员戒烟是必须的。二手烟是导致孩子哮喘的直接原因,也会导致许多其他过敏性疾病。

6)回避变应原:这是最重要也最有效的方式,可帮助减少孩子对变应原的反应。

7)运动增强身体的免疫功能:在孩子成长的过程中,要加强他们的体育锻炼,如游泳、散步等,让有过敏疾病的孩子增强免疫力,减少过敏反应的发生。

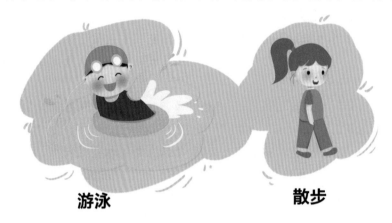

游泳 散步

（李伟　王磊　董凤怡　苏广新　蒋宁宁）

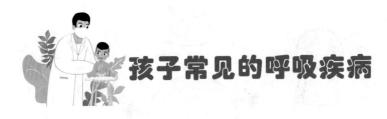

孩子常见的呼吸疾病

急性上呼吸道感染

1.什么是急性上呼吸道感染?

人们常说的"感冒",在医学上称为急性上呼吸道感染,是由各种病原体引起的鼻腔、咽或喉部的急性炎症,临床诊断的"急性扁桃体炎""急性咽炎"都属于急性上呼吸道感染。

急性上呼吸道感染一般四季都会发病,季节交替时,尤其是在秋冬季节发病较多,以婴幼儿最多见,每年常有数次,症状表现不同。据统计,90%以上的急性上呼吸道感染是由病毒感染引起的。

2.感冒有哪些表现?

(1)局部症状:出现鼻塞、流涕、打喷嚏、干咳、咽部不适和咽痛等,多于3～4天自然痊愈。

(2)全身症状:出现发热、烦躁不安、头痛、全身不适、疲劳等,部分患儿有食欲缺乏、呕吐、腹泻、腹痛等现象。

(3)对于婴儿,发热与流涕是常见表现,其他表现还包括哭闹不停、不易安抚、吃奶量下降和睡眠不安稳等。

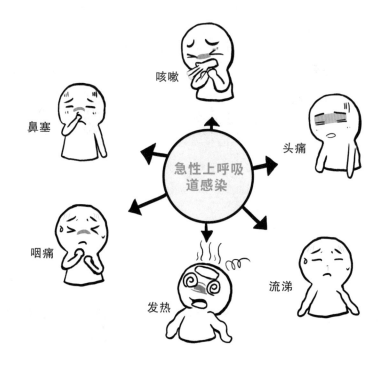

3.为什么孩子感冒后病情轻重不一?

孩子感冒后病情轻重不一,不仅取决于侵入的病原体种类、毒性和数量,且与患儿的免疫力和环境因素密切相关。如居住环境拥挤、大气污染、被动吸烟、间接吸入烟雾等,都可以降低呼吸道局部的防御能力,促使病原体生长繁殖。

4.感冒可能出现的并发症有哪些?

大多数感冒不会出现并发症,但家长应注意并发症可能出现的临床表现,如果孩子感冒后,特别是婴幼儿出现相应表现,应及时就医。感冒炎症可波及周围器官组织,常引起中耳炎(表现为耳痛、听力改变等)、鼻窦炎(表现为鼻塞、流涕持续 10 天没有改善,或加重、新发、再次发热等)、颈部淋巴结炎(表现为颈部肿块且摸着痛)等。

感冒后炎症可继续向下蔓延至气管、支气管、肺部,引起气管炎、支气管炎(表现为咳嗽加重,痰音明显)及肺炎(表现为感染 3 天后开始发热、咳嗽加重、呼吸急促等)等。另外,感冒可以诱发哮喘,引起喘息、胸闷等症状。特殊病原体感染后也可导致心肌炎、心包炎(表现为胸痛、呼吸困难、心悸、疲劳等)、风湿热(表现为关节红肿等)、肾炎(表现为脸部水肿等)等。

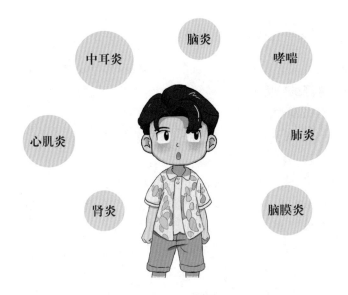

5.输液、吃消炎药就能使感冒好得快吗?

"孩子一感冒就需要赶快吃感冒特效药!""输液、吃消炎药,感冒就能好得快!"为了让孩子感冒好得快一些,很多家长在用药方面存在不同程度的认识误区。要知道,这些观点都是不正确的,孩子感冒后,要注意多休息,经常开窗通风,保持室内空气新鲜、清洁、流通;多饮水;防止交叉感染。

感冒多由病毒引起,目前,普通感冒尚无特效抗病毒药物。可以在医生的指导下根据病症选用部分中药制剂抗病毒。若为流感病毒感染,可以在感冒初期使用抗病毒药,应把握给药时机。一般情况下,感冒是不需要静脉输液的,只有在患儿呕吐、无法进食,发生脱水、电解质紊乱等情况时需要静脉输液。当明确存在细菌感染时,才可以在医生指导下使用抗菌药物。

孩子出现高热时可给予对乙酰氨基酚或布洛芬,也可采用物理降温,如冰敷或温水浴。若有鼻塞、流涕,家长要及时清洁孩子鼻腔分泌物,必要时在专业医生指导下使用抗过敏药和减少鼻充血的药物。

6.慎用复方感冒药物!

复方感冒药是一种药中含有两种或者两种以上药物成分的复方制剂。许多复方感冒药都含有相同的药物成分,如果同时服用两种或两种以上含同样成分的复方感冒药,会导致重复用药,使得药物过量。由于其对孩子的有效性及安全性还没有得到证实,因此不推荐孩子使用复方感冒药。

7.孩子有哪些症状时需及时就医？

（1）持续发热 3 天以上（大于 38.5 ℃），或高热，口服退热药效果不佳。

（2）出现剧烈的呕吐或腹泻。

（3）出现行为改变，如烦躁、嗜睡、抽搐。

（4）一直哭闹，无法哄停，一直不吃奶、不进食、精神差。

（5）咳嗽加重，痰鸣音明显。

（6）出现耳痛（表现为拉耳朵、烦躁），听力改变。

（7）出现鼻部症状（表现为鼻塞、流涕等）持续 10 天无改善或加重。

（8）出现呼吸困难、努力呼吸或呼吸急促等情况。

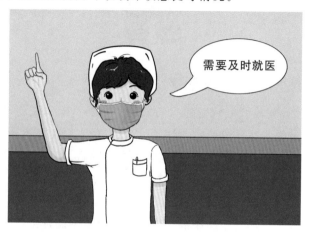

8.孩子经常感冒是免疫力太差吗？

孩子反复感冒的原因常见于以下几个方面：

（1）免疫功能发育不完善：小儿免疫系统发育未完善，免疫细胞免疫因子分泌不足，功能不完善，导致免疫防御功能较差，加之小儿呼吸道解剖生理特点等，容易出现呼吸道感染。

（2）营养素摄入不足：孩子挑食、偏食、长期食欲差、缺乏母乳喂养等，造成微量元素缺乏（特别是钙、锌、铁的缺乏）、维生素 A 不足等，都会影响孩子的免疫力。

（3）基础疾病：有基础疾病的患儿，如佝偻病、贫血、过敏性鼻炎、哮喘、免疫缺陷病、先天性肺发育畸形、先天性心脏病等疾病患儿，容易出现呼吸道感染，造成原发病的急性发作或加重。

（4）环境因素：气候变化、环境污染、被动吸烟、居住环境拥挤、通风不良、集体生活（容易交叉感染）。

（5）药物应用：如长期抗肿瘤化疗、放疗，应用激素等造成免疫功能低下。

9.怎样才能减少孩子感冒次数？

（1）均衡饮食：让孩子养成良好的饮食习惯，营养摄入要均衡，食物要易于消化且富有营养，防止缺乏各种维生素、微量元素，小婴儿应坚持母乳喂养。

（2）养成良好的生活习惯：养成良好的个人卫生习惯，如勤洗手、经常开窗通风换气，保持空气清新，不要让孩子被动吸烟。

（3）避免去人群密集场所：尽量少去人多的公共场所，避免接触呼吸道感染患者，在空气质量较差时，出门尽量为孩子佩戴口罩。

（4）增强体质：鼓励孩子进行户外运动，养成运动习惯。不仅可以提升孩子的免疫力，增强体质，减少孩子生病次数，还可以提高孩子适应环境的能力。

（5）作息时间要规律：睡眠是机体修复的机会，所以要让孩子保证充足的睡眠，充分休息。

（6）接种流感疫苗：接种流感疫苗是预防流感的有效手段，可以有针对性地接种流感疫苗。

10.如何判断孩子是否为反复呼吸道感染？

年龄不同，临床上反复呼吸道感染的判定标准也不同：

（1）0～2岁的孩子：如果一年之内发生7次上呼吸道感染，叫反复上呼吸道感染；如果发生3次气管或支气管炎，或者发生2次肺炎，叫反复下呼吸道感染。

（2）2～5岁的孩子：如果一年之内发生6次上呼吸道感染，叫反复上呼吸道感染；如果发生2次气管或支气管炎，或者发生2次肺炎，叫反复下呼吸道感染。

（3）5～14岁的孩子：如果一年之内发生5次上呼吸道感染，叫反复上呼吸道感染；如果发生2次气管或支气管炎，或者发生2次肺炎，叫反复下呼吸道感染。

如果孩子持续反复呼吸道感染，家长需要引起重视并及时带孩子就医治疗。

11.什么是流感？

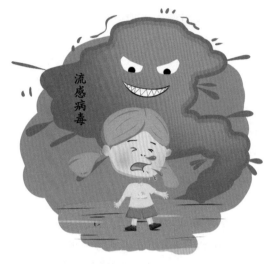

流感是由流感病毒引起的急性呼吸道疾病，主要表现为发热，体温可高达 39～40 ℃，可有畏寒、寒战现象，多伴有头痛、全身肌肉酸痛、乏力、食欲减退等全身症状，常有咽喉痛、咳嗽，可有鼻塞、流涕、胸骨后不适等症状。部分以呕吐、腹痛、腹泻为特点的流感常见于感染乙型流感病毒的患儿。婴幼儿流感的临床症状往往不典型。

12.流感是传染病吗？

流感是我国丙类传染病，具有传染性强、传播速度快、有较明显的流行病学史等特点。流感患者往往呈聚集性。换言之，当孩子患流感时，家中或者学校、幼托机构也可能有流感患者出现。流感患者和隐性感染者是流感的主要传染源，主要通过其呼吸道分泌物的飞沫传播，也可通过口腔、鼻腔、眼睛等黏膜直接或间接接触传播。

13.流感和普通感冒一样吗？

流感是由流感病毒引起的上呼吸道感染性疾病，而普通感冒是由各种病毒造成的上呼吸道感染。流感其实也是一种感冒，但与普通感冒还是有区别的，体现在以下方面：

（1）普通感冒可在全年任何时间发病，而流感常常有明显的季节性，在我国北方多为冬季流行，南方多为春季流行。

（2）普通感冒症状相对较轻，一般不发热或仅低热（＜38 ℃），主要症状是打喷嚏、流涕、鼻塞、咽痛、咳嗽。虽然流感的很多症状与之相同，但往往流感患者是出现高热的（39～40 ℃），且流感全身症状明显严重于普通感冒，多伴有全身肌肉酸痛、乏力、食欲减退等症状。流感病毒感染具有更严重、更危险的致病机制，对孩子的伤害较普通感冒更大。

(3)流感传染性强,普通感冒传染性弱;且普通感冒并发症相对少,而孩子流感重症及相关并发症的发生风险高。肺炎是流感患儿最常见的并发症,还会引起其他呼吸系统并发症,如咽喉炎、气管炎、支气管炎等,也可加重哮喘。除了影响呼吸系统以外,流感还会引起神经系统并发症(如脑膜炎、脊髓炎等)、心脏损伤、中耳炎、肝损害、肌炎、横纹肌溶解等。危重症病例可以出现溶血尿毒症综合征、急性肾损伤、脓毒性休克、噬血细胞综合征等,危及生命。

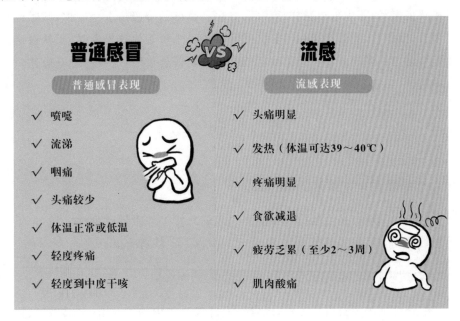

14.哪些孩子更容易发展为流感重症?

(1)5岁以下的孩子(特别是2岁以下的孩子):该年龄段的孩子在感染流感病毒后出现重症和住院的风险较高,估计全球每年约有数万名5岁以下的孩子死于流感相关呼吸道疾病。

(2)有慢性基础病的孩子:流感危重和死亡病例多发生于有慢性基础病的孩子,如呼吸系统、心血管系统、血液系统、内分泌系统、神经系统疾病,以及肾病、肝病、免疫功能低下等。

15.怎样预防流感?

(1)接种疫苗:每年接种流感疫苗是预防流感最有效的方法。推荐6月龄至5岁孩子、孕妇、6月龄以下孩子的家庭成员和看护人员、60岁及以上老年人和慢性病患者每年接种流感疫苗。

(2)药物预防：可以应用奥司他韦等抗病毒药物，但药物不能代替疫苗接种，只能作为没有接种或者接种后尚未获得免疫力的重症高危人群的紧急临时预防措施。

(3)保持良好的个人卫生习惯：这也是预防流感等呼吸道传染病的重要手段，包括：①勤洗手；②在流感流行季节，尽量避免去人群聚集场所，避免接触呼吸道感染患者；③出现流感样症状后，要保持良好的呼吸道卫生习惯，咳嗽或打喷嚏时，用纸巾、毛巾等遮住口鼻。④家庭成员中出现流感患者时，要尽量避免相互接触。⑤当家长带有流感症状的患儿去医院就诊时，应同时做好患儿及自身的防护（如戴口罩），避免交叉感染。

疱疹性咽峡炎

1.疱疹性咽峡炎是如何引起的?

疱疹性咽峡炎是由肠道病毒感染引起的急性上呼吸道感染性疾病，一年四季都可发病，春、夏是流行季节，常见于 6 岁以下学龄前的孩子。

2.孩子在什么情况下容易得疱疹性咽峡炎?

疱疹性咽峡炎具有传染性，通常在人群较为集中的幼儿园、早教机构、社区或公共场所里发生。一个孩子患病之后没有隔离容易传给其他孩子。孩子常由于在日常生活中的不卫生行为导致此病，如吸吮手指、饭前便后不洗手等。另外，家长要注意改变与孩子口对口亲吻、咀嚼后喂食的习惯，因为成人的咽部会携带一些细菌，这些行为会将细菌传染给孩子。

3.疱疹性咽峡炎的传播途径是什么?

(1)胃肠道传播：临床上称为"粪-口"传播，通俗是指通过粪便传播，患儿粪便中可能存在活的致病病毒。孩子如果有接触患儿的粪便或者被污染的玩具，以及接触患儿的口腔、皮肤的疱疹液等，会通过吃手等不良个人习惯被感染。

(2)呼吸道传播：患者可通过咳嗽、打喷嚏、大声说话等方式，通过呼吸道飞沫把病毒扩散至空气中，导致他人被感染。

(3)接触传播：接触患儿未经消毒处理的物品也容易被感染。

4.疱疹性咽峡炎有哪些典型症状?

疱疹性咽峡炎的典型表现为发热,咽痛,口痛,咽充血,咽腭弓、软腭、腭垂及扁桃体上散在疱疹,周围有红晕,疱疹破溃后形成小溃疡,也可见于口腔黏膜其他部位,但手足、臀部无皮疹。

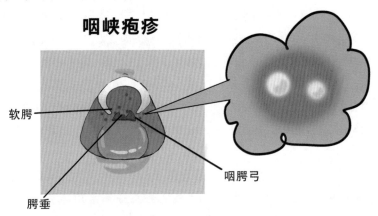

咽峡疱疹

软腭

咽腭弓

腭垂

除了发热,疱疹性咽峡炎还可伴咳嗽、流涕、头痛、腹痛等症状。发热期间,年龄较大的孩子精神差、食欲差,婴幼儿可表现为哭闹、烦躁不安、流口水、拒食拒水、抠嘴。同样是病毒感染,每个孩子表现不尽相同,疱疹性咽峡炎多数不会出现重症,一般在1周左右自愈,预后良好。个别重症患儿〔多为肠道病毒Ⅰ型(EV71)感染引起〕会出现脑炎、肺水肿、心肌炎等并发症,重者可致死亡。所以,家长们需要观察孩子的精神状态,一旦出现精神不好,持续发热且不易退,肢体抖动,呼吸、心率增快等,应尽快就医,以防出现并发症。

特别提醒,疱疹性咽峡炎和手足口病都是由肠道病毒感染引起的,有一部分相同的致病病毒,临床上都有发热、咽痛、疱疹的表现。一般来讲,疱疹性咽峡炎的疱疹仅出现在咽峡部(咽腭弓、软腭、腭垂及扁桃体)及口腔,其他部位无皮疹,而典型的手足口病患儿咽峡部、手足均出现皮疹、疱

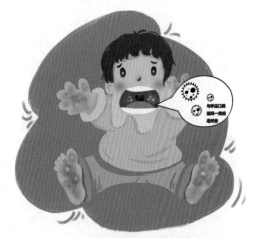

疱疹性咽峡炎和手足口病

疹。此外,患儿在臀部、上下肢也可以出现皮疹、疱疹。有一部分患儿在感染了疱疹性咽峡炎后,手、足又出现皮疹,这时就应该更正诊断为手足口病了。

5.孩子得了疱疹性咽峡炎应如何治疗?

(1)一般治疗:注意隔离,保持室内清洁及空气流通,避免交叉感染;注意休息,多饮水,清淡饮食,应进流食或半流食(如牛奶、蛋羹、粥),饮食应少食多餐;应予口腔护理,饭后用淡盐水或生理盐水漱口;保持皮肤清洁,及时更换汗湿的衣服;观察患儿体温、精神、饮食状态,如患儿高热不退、抽搐,或精神差、嗜睡、烦躁不安、不进食水等,应及时就医。

(2)对症治疗:若患儿体温在38.5 ℃以上,应给予物理降温,也可遵照医嘱给予退热药物降温,常用退热药物有对乙酰氨基酚或布洛芬。若患儿出现高热惊厥,应及时就医。

(3)抗病毒治疗:目前,临床上无特效抗肠道病毒的药物,局部 INF-α 黏膜给药可发挥局部抗病毒和免疫调节作用,推荐在专业医生指导下应用 INF-α 喷雾剂或雾化吸入治疗。考虑到不良反应和生殖毒性,不常规推荐利巴韦林治疗疱疹性咽峡炎。

6.孩子会反复得疱疹性咽峡炎吗?

孩子得过疱疹性咽峡炎后,有可能会再得。由于肠道病毒的病毒型及亚型很多,若感染了一种病毒型的肠道病毒,人体只能产生针对该种病毒的特异性免疫。但感染不同类型和亚型的肠道病毒后,人体不能产生交叉免疫保护。所以,如果一个孩子先后感染不同病毒型的肠道病毒,会出现同一个孩子重复感染得病的情况。

7.孩子打了手足口疫苗还会得疱疹性咽峡炎吗?

打了手足口疫苗,仍有感染疱疹性咽峡炎的可能。由于引起疱疹性咽峡炎的病毒类型有很多,而手足口疫苗主要是预防由 EV71 病毒感染引起的重症疱疹性咽峡炎和手足口病,对其他病毒感染引起的疱疹性咽峡炎并无预防作用。

8.如何预防疱疹性咽峡炎?

(1)注意个人卫生:勤洗手,建议在饭前、便后、外出回家后都要洗手,保持室内多通风,晾晒衣被,消毒玩具。

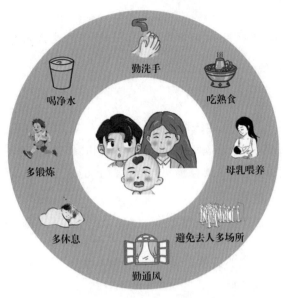

（2）注意休息：保证充足睡眠，加强运动锻炼，增强体质。

（3）保证营养均衡：多吃熟食，喝温开水，多吃新鲜的蔬菜水果。

（4）建议在疾病高发的季节避免去人口密集的场所。最好不要和已患病的孩子亲密接触。

（5）大人回家洗脸、洗手后再接触孩子，避免将病毒带给孩子。

9.孩子得了疱疹性咽峡炎后多久能上学呢?

疱疹性咽峡炎患儿要做好呼吸道隔离,居家隔离至少2周后才能上学。

咽结合膜热

1.什么是咽结合膜热?

咽结合膜热是急性上呼吸道感染的一个特殊类型,通常是由腺病毒感染引起的,以发热、咽炎、结膜炎为特征,多见于4～9岁儿童和青少年,常于春夏季在幼儿园、学校中流行,临床表现如下：

（1）高热、咽痛明显,眼睛发红显著,眼部刺痛。

（2）咽结合膜热的眼睛发红

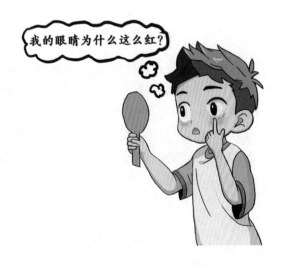

多数仅限于一侧眼睛,并且眼分泌物少,也可以两侧眼睛发红,但两眼发红的程度是不同的。

(3)患儿的颈部、耳后的淋巴结常肿大,有时出现恶心、呕吐、腹痛或腹泻等胃肠道症状。

2.咽结合膜热与"红眼病"是同一个病吗?

人们常说的"红眼病"在医学上称为急性结膜炎,是由细菌感染引起的,临床表现为两侧眼睛均充血发红,眼睛有较多分泌物,分泌物黏稠时晨起感觉睁不开眼睛。另外,"红眼病"很少发高热。咽结合膜热与"红眼睛"的主要区别是有高热、单侧眼睛发红,无明显眼分泌物。

3.怎样治疗咽结合膜热?

目前,无特效药治疗咽结合膜热,主要采取对症治疗,处理与急性上呼吸道感染治疗相同,孩子1~2周后可自然痊愈。

4.咽结合膜热传染吗?

咽结合膜热具有较强的传染性,可通过呼吸道和接触传播等方式感染患者。孩子接触被腺病毒污染的游泳池水也可导致咽结合膜热。

鼻窦炎

1.什么是鼻窦炎?

鼻窦是面部骨骼的中空部分,受到刺激或感染时可引起鼻窦炎。鼻窦炎是一个或多个鼻窦的内膜炎症,由于每一个鼻窦都与鼻腔相连,鼻窦炎与鼻炎常同时存在,故也称为鼻-鼻窦炎。患鼻窦炎时,内膜肿胀就容易堵塞鼻窦到鼻后部的开口,并产生过多黏液,使鼻窦里充满液体,病原体就容易在此繁殖,引起感染,从而导致鼻塞、咳嗽、面部疼痛和流黏液涕等症状。

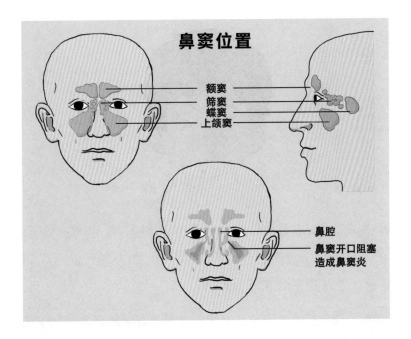

2.哪些情况下孩子容易得鼻窦炎?

(1)孩子感冒时病原体也可感染鼻窦,引起鼻窦炎。许多患儿在感冒康复期会因发生鼻窦炎使得病情又加重。

(2)患有过敏性鼻炎时,患儿容易得鼻窦炎。过敏性鼻炎相关的鼻部炎症也可导致鼻窦口阻塞,从而易发鼻窦细菌感染。

(3)还有较少见的易感因素,如解剖学阻塞(如鼻中隔畸形,颅面畸形,腺样体肥大,上颌窦囊肿,鼻内有异物、肿块或息肉)。

(4)干燥的空气、烟草烟雾、含氯消毒液等黏膜刺激物,以及大气压力的突然变化(如飞机下降),都容易导致鼻窦炎。

3.孩子患有鼻窦炎时有哪些表现?

孩子患了鼻窦炎的常见症状包括:

(1)持续感冒(咳嗽、鼻塞、流涕)7~10天以上,咳嗽通常在夜间加重,鼻塞可表现为张口呼吸、气粗、夜间睡觉打鼾,鼻涕可呈水样涕、白涕,也可呈黏稠脓涕。

(2)部分患儿有低热,甚至出现高热。

(3)可伴有头痛,脸颊疼痛或眼睛周围感觉发胀、疼痛。

(4)部分患儿可能会有咽喉痛或口臭等。

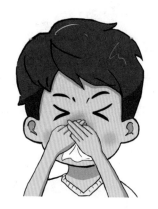

急性鼻窦炎通常是在感冒后开始，持续 10 天以上，在 12 周内可完全缓解。慢性鼻窦炎会持续 12 周甚至更长时间。

4.鼻窦炎会对孩子造成什么危害？

未予治疗的细菌性鼻窦炎患儿有发生严重并发症的风险。炎症可向眼眶或颅内蔓延，引起眼眶蜂窝织炎（表现为眶周肿胀，眼球运动疼痛、受限，复视等）或脑炎、脑脓肿（表现为发热、头痛、嗜睡、烦躁、抽搐等）等。

5.什么情况下鼻窦炎患儿应就诊？

鼻窦炎患儿出现下列情况时应就诊：
（1）鼻塞或流涕已持续 10 天以上且无好转。
（2）体温超过 39 ℃，持续 3～4 天流黄绿色鼻涕，且精神状况欠佳。
（3）症状先好转，后加重。

鼻窦炎有时可导致严重并发症，存在下列症状时也应立即就诊（不要等待 10 天）：①体温超过 39 ℃。②面部和头部突发剧烈疼痛。③视物困难或复视。④思维不清晰。⑤单眼或双眼肿胀或发红。⑥呼吸困难。⑦颈部僵硬。

6.如何治疗鼻窦炎？

（1）抗生素：大多数鼻窦炎为病毒感染所致，用抗生素无效，通常在 7～10 天内缓解。但一些患儿，如症状 10 天后不见改善者，或病情先好转后加重者，可能存在急性细菌性鼻窦炎者，可能需要抗生素治疗。如予抗生素治疗，则必须严格按医嘱用药。若治疗 3 天后症状不见改善，请告诉医护人员，可能需换用其他抗生素，如仍不起效，可能需行其他检查（如 CT、MRI 鼻-鼻窦影像学检查,鼻窦内镜检查)。

(2)鼻用糖皮质激素:有些家长看到"激素"二字就感到害怕,鼻用糖皮质激素可用于抗炎、抗水肿,以缓解症状,在医生指导下使用鼻用糖皮质激素是安全的;急性鼻窦炎需使用 2～4 周,慢性鼻窦炎建议使用 8～12 周。

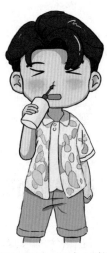

激素喷鼻

(3)鼻腔冲洗:使用生理盐水,或 2%～3%高渗盐水或生理性海水冲洗鼻腔,可缓解症状,提高生活质量。根据不同年龄孩子的配合程度,可以选择冲洗、滴注或雾化的方式。

(4)抗组胺药:对于有过敏性鼻炎、哮喘的孩子,医生还会开抗组胺药及白三烯受体拮抗剂。

(5)黏液溶解促排剂:可以稀释呼吸道黏液并改善纤毛活动的功能,主要用于慢性期,但急性期也有效,故推荐使用,疗程至少 4 周。

(6)慎用减充血剂,必要时可在医生的指导下使用。

7.如何预防鼻窦炎?

(1)加强锻炼,增强体质,预防感冒。

(2)避免接触变应原,积极治疗过敏性鼻炎。

(3)避免接触一些黏膜刺激物,如干燥的空气、烟草烟雾、含氯消毒液等,不可避免时注意佩戴口罩。

腺样体肥大

1.孩子张口呼吸需要警惕腺样体肥大吗?

孩子张口呼吸应警惕腺样体肥大!但引起孩子张口呼吸的原因有很多,除了腺样体肥大外,还可能是扁桃体肥大、鼻塞、鼻充血(如上呼吸道感染、过敏性鼻炎、慢性鼻窦炎、哮喘等)、解剖结构异常(如腭裂、鼻中隔偏曲、下颌畸形等)、鼻息肉、鼻部肿瘤、不良习惯等原因所导致。

2.腺样体在哪里,有什么作用?

腺样体又称"咽扁桃体",是位于鼻咽部顶壁和后壁交界处,两侧隐窝之间的一团淋巴组织。与平时所说的扁桃体不同,通常是指腭扁桃体,位于咽峡部,左右各一。

腺样体是人体重要的免疫器官之一,具有抗细菌、抗病毒的防御功能。腺样体出生后随着生长发育逐渐增大,腺样体在 4～6 岁时增长最快,5～6 岁时最大,10 岁后逐渐萎缩至完全退化。

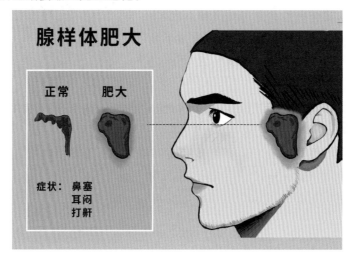

3.腺样体为什么会肥大?

鼻咽部及其毗邻部位或腺样体自身的炎症反复刺激,都可使腺样体发生病理性增生,可以见于以下情况:

(1)急性上呼吸道感染,或邻近器官的病变(如急、慢性鼻咽炎,过敏性鼻炎,鼻窦炎)等炎症反复刺激腺样体组织,导致腺样体肥大。

(2)正常孩子腺样体内存在多种细菌,平时并不发病。但当孩子免疫力下降、营养不良、气温发生变化时,可导致腺样体炎症,反复感染可以导致腺样体肥大。

(3)空气污染、被动吸烟、经常接触变应原、胃食管反流等引起的各种刺激也可导致腺样体肥大。

4.腺样体肥大有哪些危害?

(1)局部症状:腺样体肥大对它周围的器官有明显的影响,可引起耳、鼻、咽、喉等处症状。

(2)耳部症状:咽鼓管咽口受阻,并发分泌性中耳炎,会导致听力减退和耳鸣、耳朵堵闷。

(3)鼻部症状:腺样体肥大可堵塞后鼻孔或者压迫咽鼓管的咽口,导致鼻塞、流鼻涕、睡觉打鼾、张口呼吸、口齿不清且带鼻音等症状。

(4)咽、喉及下呼吸道症状:分泌物刺激呼吸道黏膜,常引起阵咳,易并发气管炎。

(5)"腺样体面容":长期张口呼吸可能影响面部骨骼和牙齿的生长发育,导致特征性的"腺样体面容",即张口呼吸、鼻根下陷、嘴唇甚厚、鼻唇沟变浅、上唇短而上翻、上门齿外突、面容呆笨、无表情。

(6)全身症状:表现为营养发育不良、反应迟钝、注意力不集中、夜惊、磨牙、遗尿等症状。阻塞严重且为时较久,可并发阻塞性睡眠呼吸暂停综合征(夜间睡觉呼吸响亮或呼吸困难、呼吸停顿或突然出现喘息)、肺动脉高压和肺心病。

5.如何判断孩子是否存在腺样体肥大?

(1)体格检查:观察孩子面部形态特征,看是否有腭弓高拱、牙齿排列不整齐等表现,咽后壁有无分泌物附着,还需观察是否有腭扁桃体肿大。

(2)鼻咽镜检查:可见鼻咽部红色块状隆起堵塞后鼻孔。

(3)鼻咽 X 线侧位片、CT 扫描等有助于协助诊断。

6.如何治疗腺样体肥大?

一般治疗:对于绝大部分腺样体肥大的患儿,应注意加强营养、预防感冒、加强锻炼、增强体质,并且在医生的指导下积极治疗原发疾病。随着年龄增长,腺样体将逐渐萎缩,病情可能得到缓解或症状完全消失。

药物治疗:对于轻中度阻塞症状的患儿,鼻用糖皮质激素和白三烯受体拮抗剂是治疗腺样体肥大的主要药物,通过抑制腺样体的炎症反应,达到缩小部分腺体组织的作用。

以下患儿需要手术治疗：

（1）中、重度阻塞性睡眠呼吸暂停的患儿。

（2）中度鼻塞，且出现阻塞症状（如张口呼吸、闭塞性鼻音或嗅觉障碍）已持续至少1年，并且保守治疗无效的腺样体肥大患儿。

（3）有腺样体面容且存在明确的腺样体阻塞的患儿。目前，关于腺样体切除术能否预防或改善腺样体面容，研究结论不一。但对于有明确腺样体阻塞的患儿，腺样体切除术可能有益于改善腺样体面容。

（4）伴反复发作或慢性分泌性中耳炎、鼻窦炎的腺样体肥大患儿，应尽早进行腺样体切除术。

7.为什么腺样体切除后有些孩子依然张口呼吸？

由于腺样体肥大堵塞鼻腔，导致患儿不能用鼻腔呼吸，而不得不张口呼吸。当切除腺样体后，鼻腔恢复通畅，逐渐张口呼吸的习惯就可以改善了。然而，腺样体手术后，有些孩子仍然张口呼吸，可能与腺样体手术区域肿胀未完全消退有关。也有可能是因为患儿长期张口呼吸，形成了习惯，无法在短时间内改正。家长要引导孩子进行唇肌训练、闭口呼吸训练，使孩子适应用鼻呼吸。另外，有一部分孩子已经出现上颌骨变长、下颌骨后缩等改变，嘴唇已经难以闭合，这种情况需要去口腔科进行矫正处理。

（张霞　李宝强　康丽娟　王瑶　蔡晶晶　张秀梅）

急性喉炎

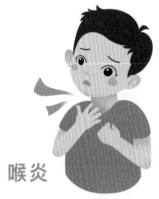

喉炎

1.什么是喉炎？

喉炎是幼儿常见的呼吸系统疾病，多因细菌或病毒感染而诱发的一种喉部黏膜的急性弥漫性炎症疾病，以每年的冬、春季节更为常见，多见于6月龄至3岁的婴幼儿。其主要表现为犬吠样咳嗽、声音嘶哑、喉鸣、吸气性呼吸困难等一系列症状，一般起病较急,病情发展快,若不及时诊治,可能会导致呼吸困难,甚至窒息死亡等严重后果。

2.如何判断孩子是否得了急性喉炎?

如果发现孩子突然出现声音嘶哑以及犬吠样咳嗽症状,应立即带孩子到正规医院就诊,防止由于喉梗阻诱发呼吸困难,甚至窒息。小儿急性喉炎通常可结合急性发病、吸气性呼吸困难、犬吠样咳嗽、喉鸣,以及声音嘶哑等症状进行诊断。

3.为什么幼儿容易发生喉梗阻?

由于幼儿喉部的解剖特点,喉腔狭窄,而且喉部黏膜及腺体组织丰富,黏膜下的组织比较松弛,炎症时容易引起喉部黏膜充血、肿胀,出现气道狭窄导致呼吸困难。幼儿喉软骨较软,支撑力较弱,在吸气时负压增大使喉软骨向内凹陷,喉腔变得更为狭窄,而且小儿神经系统发育不成熟,受到刺激后容易出现喉部肌肉痉挛,导致喉腔狭窄。另外,幼儿咳嗽力量较弱,气道内的分泌物不易排出,容易引起喉痉挛及喉梗阻。

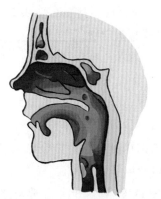
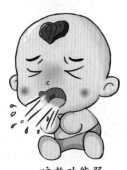

喉腔狭小、黏膜内血管丰富　　　　　咳嗽功能弱
黏膜下组织松弛
免疫力差

4.如何治疗急性喉炎?

对于小儿急性喉炎,最主要的就是要保持呼吸道通畅,防止缺氧加重,并应立即就医,必要时应予以吸氧。另外,还要给予患儿药物治疗,糖皮质激素可以及时减轻患儿的喉头水肿,缓解患儿喉梗阻的症状;如考虑合并感染,及时给予

抗菌药物和（或）抗病毒药物。如果孩子哭闹严重，可能还需要给予镇静剂治疗，保持患儿安静有助于缓解喉头水肿。若是患儿的喉梗阻症状加重，或是经过基础的药物治疗后喉梗阻未得到明显改善，可能需要气管插管治疗，必要时可能要行气管切开，预防患儿因呼吸困难而引发的其他问题或死亡。

5.如何预防急性喉炎？

家长在日常生活中要带孩子适当地进行户外运动以增强体质；要注意合理搭配膳食，给孩子提供全面均衡的营养；根据气温变化及时给孩子增减衣物，注意室内通风，流感季节尽可能避免带孩子到人口密集的公共场所。小儿急性喉炎往往病情进展较快，所以家长要特别注意，若孩子出现疑似急性喉炎的症状，要给予足够的重视，及时带孩子到正规医院就诊，避免延误病情。

6.家长要如何护理喉炎患儿？

（1）健康教育：指导家长耐心细致地喂养患儿，增强体质，提高抗病能力；根据天气情况及时增减衣物，避免感冒受凉；保持室内空气清新，将室内湿度维持在60%左右，感冒期间尽量减少外出，饮食规律，避免暴饮暴食，夜间避免着凉，保持口腔卫生，养成晨起、饭后、睡前刷牙漱口的习惯；处于康复期的孩子要多喝水，少说话，不要大声哭闹，禁止吃辛辣刺激食物。

（2）饮食指导：孩子发生急性喉炎后，通常会拒食，这与疾病影响其食欲、进食时加重咽喉疼痛有关。患儿进食容易呛咳，喂养时宜少量多次，避免呛咳和过饱；应给予高蛋白、高维生素、易消化的乳品，或流质、半流质食物，禁止辛辣刺激性食物；严重缺氧、呼吸困难者应暂禁食，待呼吸平稳后再喂养。患儿发热时引起的机体水分额外丧失及禁食造成的水分不够易导致患儿脱水，要注意补充水分，并估算出入量，防止引起脱水以及电解质紊乱。

（3）心理护理：创造舒适安静的环境氛围，稳定患儿心理情绪，减少负面影响。负面情绪对患儿不利，特别是家属的哭泣跟喊叫更加会导致患儿心理不适。细心观察患儿情绪变化，及时满足其生理和心理上的需求，以避免患儿长时间哭闹，加重喉部充血水肿。

（4）选择合适体位：采用半坐位或坐位，以确保呼吸道通畅；严密观察患儿生命体征，加强巡视，积极指导患儿进行深呼吸训练，并进行咳嗽、排痰训练，避免出现肺部感染。

上气道咳嗽综合征

1.上气道咳嗽综合征是什么?

上气道咳嗽综合征以往被称为"鼻后滴流综合征",是慢性咳嗽的常见病因之一,是指各种鼻炎、鼻窦炎、慢性咽炎、腭扁桃体和(或)腺样体肥大、鼻息肉等上气道疾病引起的慢性咳嗽,是儿童尤其是学龄前与学龄期儿童慢性咳嗽的主要病因。

2.为什么上气道咳嗽综合征好发于学龄前儿童?

上气道咳嗽综合征多发于学龄前儿童,考虑与以下因素有关:

(1)学龄前儿童刚刚进入集体生活,活动范围增大,增加了接触致病菌及变应原的机会,容易发生感染性和过敏性疾病。

(2)学龄前儿童鼻窦尚未发育完全,鼻窦开口较大,鼻腔、鼻窦内的黏膜组织非常脆弱,血管和淋巴丰富,一旦感染就易出现黏膜肿胀,分泌物增多,导致鼻窦开口阻塞,容易引起鼻窦炎。

(3)学龄前儿童腺样体生长发育快速,部分患儿会出现腺样体肥大。

因此,对于以咳嗽为主要症状且病程较长的学龄前患儿,家长应警惕该病的存在。

3.上气道咳嗽综合征有哪些症状?

除了咳嗽以外,上气道咳嗽综合征患儿常感觉咽喉部有液体滴流,或因咽喉部异物感而经常清嗓子。此外,鼻塞和流鼻涕也是很常见的症状,还可见咽后壁淋巴滤泡明显增生(鹅卵石样改变)、咽后黏液附着等,也有部分患儿仅有慢性咳嗽的症状。不同的原发疾病也可有不同的临床表现,如过敏性鼻炎可有鼻腔黏膜苍白、水肿等,鼻窦炎可见总鼻道、中鼻道较多脓性分泌物,腺样体肥大可表现为夜间打鼾等。

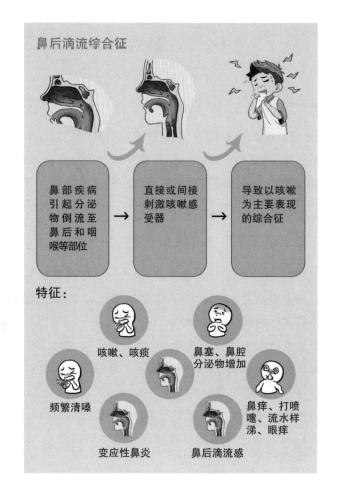

4.上气道咳嗽综合征患儿需要做什么检查?

由于上气道咳嗽综合征包含多种上气道疾病,因此,需要根据怀疑的原发疾病选择相应的辅助检查:

(1)怀疑鼻窦炎时,可行鼻内镜检查或鼻窦 CT 检查。

(2)怀疑过敏性鼻炎时,可行变应原免疫学检查等。

(3)怀疑腺样体肥大时,可行鼻内镜或腺样体 X 线检查。

(4)季节性咳嗽可能与花粉过敏有关,若为常年性咳嗽则提示可能与螨虫、真菌、动物皮毛过敏等关系密切,因此特异性变应原检查有助于辅助诊断。

5.上气道咳嗽综合征应如何治疗？

因为上气道咳嗽综合征不是一种独立的疾病，是上气道多种疾病造成的以慢性咳嗽为主要表现的综合征，因此，上气道咳嗽综合征的治疗强调病因治疗，需要在明确病因的基础上进行针对性治疗，并根据引起患儿慢性咳嗽的不同上气道疾病，给予不同的治疗。对于变应性鼻炎引起的咳嗽，可给予抗组胺药物及鼻喷糖皮质激素治疗，或者联合使用鼻黏膜减充血剂、白三烯受体拮抗剂治疗。由鼻窦炎引起的慢性咳嗽患儿需要予以抗菌药物治疗，可以选择阿莫西林、阿莫西林克拉维酸钾或阿奇霉素等口服，疗程至少 2 周，辅以鼻腔冲洗，选用鼻腔局部减充血剂。对腺样体肥大引起的慢性咳嗽，轻中度可用鼻喷糖皮质激素联合白三烯受体拮抗剂，治疗 1～3 个月并观察，无效时可采取手术治疗。抗组胺药可减轻或消除过敏性鼻炎或急性鼻炎等各类鼻炎引起的打喷嚏及流涕等症状。鼻用糖皮质激素可明显缓解各种鼻炎引起的鼻塞、流涕、鼻痒、打喷嚏等鼻部症状，对症状的缓解优于其他药物，但起效较慢。减充血剂可快速缓解各种鼻炎引起的鼻塞症状，但连续应用不应超过 7 天，并对鼻痒、打喷嚏、流涕等症状无效。

肺炎

1.什么是肺炎？

肺炎是指不同病原体或其他因素所引起的肺部炎症，主要表现为发热、咳嗽、气促、呼吸困难和肺部固定性中、细湿啰音。肺炎是孩子常见的呼吸道疾病之一，四季均易发生，尤其以春冬季节最为多发。肺炎也是当前我国 5 岁以下幼儿死亡的主要原因之一。

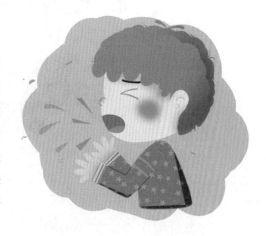

2.孩子为什么会得肺炎？

小儿肺炎多由感染所致，包括病毒感染、细菌感染、支原体感染、衣原体感染、真菌感染等,此外还有吸入性及过敏性等非感染性肺炎。呼吸道病毒是婴幼儿及学龄前期儿童肺炎的常见病原体,包括呼吸道合胞病毒、流感病毒、腺病毒、副流感病毒和鼻病毒等。常见的引起肺炎的细菌包括肺炎链球菌、金黄色葡萄球菌、流感嗜血杆菌、大肠埃希菌、肺炎克雷伯菌等。另外,肺炎支原体不仅是学龄前期和学龄期儿童肺炎的常见病原体,也多见于1～3岁的婴幼儿。

3.如何判断孩子是不是得了肺炎?

小儿肺炎的症状与感冒症状较为相似,很多家长对小儿肺炎的认知有偏差,容易忽视疾病的存在,延误治疗。因此,家长需要对小儿肺炎引起重视,当孩子出现以下症状时,表示可能存在肺炎。

(1)通常,孩子在发病初期症状往往不明显,主要表现为干咳,当病情逐渐恶化时,往往会出现发热、咳痰,还有些孩子会出现喘息,均应引起家长的重视。

(2)发热、咳嗽、喘息是小儿肺炎最常见的症状,大年龄儿童也可有胸痛症状,小于2月龄的婴儿可能会出现吐奶、呛咳、吐沫。当孩子持续发热伴咳嗽超过3～5天时,家长应警惕肺炎可能。

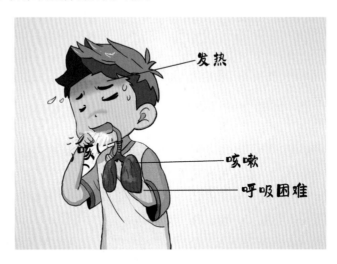

4.肺炎是"烧"出来的吗?

很多家长认为,孩子发热时间长了会"烧"成肺炎。实际上,发热是小儿肺炎的症状,并不是引起肺炎的原因。肺炎是由各种原因引起的肺部炎症性疾病,炎症病变会表现为发热,且各个部位的感染都可能引起发热。

5.肺炎患儿检查时是否需要拍胸部 X 线片?

对于一般状况良好的患儿,可不进行胸片检查;若患儿临床症状不典型,则需早期行胸片检查,以明确是不是患有肺炎;当病情严重或考虑存在并发症时,也建议尽早行胸片检查,以判断肺炎的轻重,对诊断及后续的治疗都有很大帮助。另外,一般不推荐患儿常规进行胸部 CT 检查,但是若患儿的临床表现与胸片不一致,怀疑气道和肺部畸形,并有严重并发症等情况,且治疗效果不佳需要排除其他疾病的时候是建议行胸部 CT 检查的。

6.孩子痰液总咳不出来怎么办?

孩子有痰咳不出,多与痰液黏稠或者孩子咳痰的力气小有关。这种情况下要让孩子多喝水,稀释痰液,使痰液易于随着咳嗽排出体外,并让孩子清淡饮食,还可以吃一些止咳化痰的食物(如雪梨、枇杷膏等)。在孩子咳嗽的时候,可以为其拍背,使痰液松动,促进痰液排出。必要时可口服化痰的药物或是雾化吸入治疗,可以稀释痰液,使痰液容易排出。孩子如果咳痰长时间未好转,需要及时就诊。

7.肺炎治疗的疗程有多久?

门诊患儿肺炎治疗的疗程一般为 5~7 天。不同致病菌感染导致的肺炎,治疗周期是不同的:

(1)非侵袭性肺炎链球菌肺炎患儿治疗的总疗程为 7~10 天。

(2)流感嗜血杆菌、甲氧西林敏感的金黄色葡萄球菌引起的肺炎治疗的总疗程为 14 天左右。

(3)侵袭性或坏死性肺炎链球菌肺炎、坏死性甲氧西林敏感的金黄色葡萄球菌肺炎伴脓胸治疗的总疗程可延长至 21~28 天,甚至更长。

(4)革兰阴性肠杆菌引起的肺炎总疗程为 14 天左右。

(5)支原体肺炎治疗的总疗程一般为 10~14 天,难治性支原体肺炎尤其是有肺大叶实变的患儿,疗程应适当延长。

8.家长应如何护理肺炎患儿?如何做雾化?

(1)护理方式

1)要遵医嘱用药,不要给患儿滥用抗生素类药物。虽然多数肺炎是由细菌引起的,但也有不少肺炎是由病毒、支原体等病原体引起的,滥用抗生素类药物不但达不到治疗效果,还会引起各种不良反应。

2)应每隔 2～3 小时轻轻地为患儿翻一次身,使仰卧、左右侧卧交替,并轻轻拍打患儿背部,以免肺部处于长时间受压状态,也有利于排痰及炎症的吸收。

3)勤开窗户,使室内空气新鲜流通,保持室内温度和湿度适宜。

4)患儿的衣物、被褥不要太厚,过热会使患儿烦躁,诱发呼吸急促,加重呼吸困难。如出现呼吸急促,可用枕头将背部垫高,以利于呼吸畅通;要及时清除患儿鼻痂及鼻腔内的分泌物,有痰液妨碍呼吸时要让患儿咳出痰液,或为其吸出痰液,以保持呼吸道通畅。

5)根据患儿的年龄特点,给予营养丰富、易于消化的食物。吃奶的患儿应以乳类为主,也可将牛奶加点水兑稀一点,每次少喂些,多喂几次。若发生呛奶,要及时清除鼻腔内的乳汁。年龄大一点的患儿,可吃清淡的食物,并多吃水果、蔬菜,多饮水。

6)还要注意密切观察孩子的精神、面色、呼吸、体温及咳喘等症状体征的变化。若患儿有严重喘憋或突然呼吸困难加重、烦躁不安,常是痰液阻塞呼吸道的表现,需要尽快请医生处理。

(2)雾化治疗

1)在进食 1 小时后,进行雾化治疗。

2)在雾化过程中,勿让患儿剧烈哭闹,剧烈哭闹会使雾化吸入量减少。

3)护士会调节好流量,家长切不可自行调节及开关氧气。

4)面罩罩住口鼻,缓慢呼气及吸气,直至药液用完(一般 5～15 分钟),切不可将面罩过紧地贴于患儿鼻面部。

5)雾化过程中,家长需做好观察,若出现患儿哭吵剧烈或有恶心呕吐的症状,应及时暂停并告知护士。

6)雾化后,给患儿及时洗脸漱口,减少不良反应。

9.孩子出院后是否需要使用药物巩固?

肺炎多数由感染所致,经过正规医院的抗感染治疗之后,大多数患儿的炎症都能够被完全吸收。如果患儿体温稳定,而且相关复查的指标都趋于正常,是可以让患儿出院的。但出院并不是停止治疗,出院以后是否需要药物巩固治疗,取决于孩子出院时肺炎的恢复情况。如果出院时还有咳嗽、咳痰,则需要继续口服药物巩固治疗,等肺炎症状完全消失后,才能停止用药。肺炎痊愈后的一段时间内,患儿应注意休息,避免去人口密集处,多吃富含优质蛋白质的食物,增强抵抗力。

10.肺炎患儿康复后需要再拍胸片吗?

肺炎患儿康复之后,一般情况下需要再次进行胸片检查。患儿在临床症状基本消失后再复查胸片,是对病情进行重新评估,可以观察肺部炎症有没有明显吸收,判断患儿现在恢复到了什么程度。另外,再次拍胸片对后续治疗方案的调整和指导有重要作用,有些患儿虽达到出院的标准,但是还要继续口服药物,在复查拍片之后医生就可以及时调整治疗方案,确保患儿彻底康复。除了需要拍胸片外,肺炎患儿康复后还需要复查血常规、C反应蛋白以及降钙素原等指标。

11.如何预防肺炎的发生?

(1)家长应培养孩子勤洗手、讲卫生的好习惯。

(2)尽量让孩子远离呼吸道感染患者,季节交替时避免去人口密集和通风较差的公共场所。

(3)要经常带孩子到户外参加体育运动,多晒太阳,保持室内通风,及时根据天气变化增减衣物,并注意合理搭配膳食,提高孩子的身体素质。

(4)也可进行流感病毒疫苗、肺炎链球菌疫苗、b型流感嗜血杆菌结合疫苗的接种。

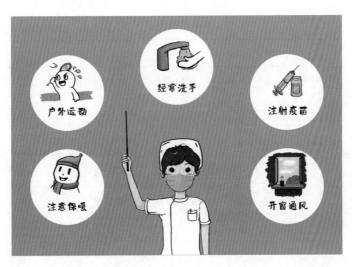

12.肺炎容易复发吗?

很多家长会说:"我的孩子肺炎刚好没多久,怎么又复发了?"其实,肺炎如果经过积极正规的治疗,是可以治愈的,而且肺炎治愈后肺组织的结构和功能也不会受影响,是不容易复发的。但是,如果孩子体质较弱,是会反复得肺炎的,反复得肺炎与肺炎复发是完全不同的两个概念,复发通常与第一次感染有关,一般是指临床症状消失后原病灶再次加重。

13.患儿出现哪种情况需要警惕重症肺炎?

当肺炎患儿出现严重的通换气功能障碍或出现肺内外并发症时即为重症肺炎。重症肺炎病死率高,并可有后遗症,需及早识别。对于2月龄至5岁的孩子,当出现下胸壁吸气性凹陷、鼻翼扇动、呻吟中任何一个症状时即为重症肺炎;如果出现面色苍白或发灰,对周围环境反应差也视为重症肺炎;出现中心性发绀、严重呼吸窘迫、拒食或脱水、意识障碍中任何一个症状时为极重度肺炎。

另外,还要注意鉴别重症肺炎的高危因素:①有基础疾病史,如先天性心脏病、支气管肺发育不良、呼吸道畸形、遗传代谢病、脑发育不良、免疫缺陷病、贫血、Ⅱ度以上营养不良、既往有感染史、严重过敏或哮喘史、早产史、慢性肝肾疾病等;②3月龄以内的婴儿。③经过积极治疗,病情无明显好转,病程超过1周,病情可在短时间内进展为重症肺炎,合并基础疾病的患儿。

患儿肺炎严重程度的评估标准如下表所示:

患儿肺炎严重程度评估

评估项目	轻度	重度
一般情况	好	差
意识障碍	无	有
低氧血症	无	发绀;呼吸增快,呼吸频率≥70次/分(≤1岁),呼吸频率≥50次/分(>1岁);辅助呼吸(呻吟、鼻翼扇动、三凹征);间歇性呼吸暂停;氧饱和度<92%
发热	未达重度标准	超高热,持续高热超过5天
脱水征或拒食	无	有

续表

评估项目	轻度	重度
胸片或胸部 CT	未达重度标准	≥2/3 一侧肺浸润、多叶肺浸润、胸腔积液、气胸、肺不张、肺坏死、肺脓肿
肺外并发症	无	有
标准	上述所有情况都存在	出现以上任何一种情况

14.什么是肺炎支原体?

肺炎支原体是介于细菌和病毒之间的一类特殊病原体,革兰染色呈阴性,难以用光学显微镜观察到,电镜下观察可见它由 3 层膜结构组成,没有细胞壁,直径为 2～5 微米,是最小的原核致病微生物,是儿童社区获得性肺炎中最常见的病原体之一。

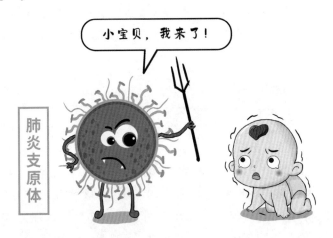

15.肺炎支原体可以传染吗?

肺炎支原体是儿童急性呼吸道感染的重要病原体,广泛存在于全球范围,容易在幼儿园、学校等人员密集的环境中发生。其可以经飞沫和直接接触传播,潜伏期有 1～3 周,潜伏期内至症状缓解的数周均具有传染性,每 3～7 年出现地区周期性流行,流行时间可长达 1 年。支原体感染可发生在任何季节,我国北方地区多见于秋冬季,南方地区夏秋季高发。

16.感染肺炎支原体就会导致肺炎吗?

支原体进入人体内不一定都会出现感染的症状,有研究发现,约 20% 无呼吸道感染的健康孩子体内携带支原体。肺炎支原体感染并不一定会导致肺炎。因为肺炎支原体可以感染多个部位,包括上呼吸道和下呼吸道,也可以引起支气管炎,以及其他系统的感染,如导致尿道感染、生殖系统感染。只有当肺炎支原体感染肺部时才会导致肺炎,而且一般多见于小儿,因此,有肺炎支原体感染并不一定就是有肺炎。

17.血液检测肺炎支原体抗体阳性就是支原体感染吗?

血液中肺炎支原体抗体一般在感染后 4～5 天才会出现,可持续 1～3 个月甚至更长,婴幼儿由于免疫系统尚未发育完全,产生抗体的能力较低,可能会出现假阴性或是较低的抗体滴度。因此,评判有无支原体感染时需要结合患儿的病例特点及年龄,综合考虑。而且,因肺炎支原体抗体一旦形成可在体内持续1～3 个月甚至更长,所以还需结合患儿的临床表现及病史判断是近期感染还是既往感染。

18.肺炎支原体感染有什么特点?

肺炎支原体感染一般起病缓慢,潜伏期为 1～3 周,也有急性起病的患儿。感染肺炎支原体后最先出现的症状多为发热和咳嗽,发热的热型不固定,多数体温在 38 ℃以上,咳嗽早期多为刺激性干咳,有时咳嗽剧烈,呈百日咳样咳嗽。肺炎支原体肺炎通常表现出症状和体征的不平衡,孩子多表现为高热持续不退、咳嗽剧烈、精神不振等,但早期往往无明显的肺部异常体征,肺部听诊无明显啰音,所以不明显的肺部体征与剧烈咳嗽、发热等临床表现不一致是肺炎支原体感染的特点之一。

19.肺炎支原体感染后都需要治疗吗?

孩子感染了肺炎支原体以后,如果机体免疫功能较好,没有出现临床症状则不需要治疗,只有当出现了明显的发热、刺激性咳嗽时才需要治疗。普通的肺炎支原体肺炎采用大环内酯类抗菌药物治疗,大环内酯类抗菌药物是目前治疗小儿支原体肺炎的首选抗菌药物,较常用的是阿奇霉素和红霉素等,阿奇霉素每日只需用药 1 次,生物利用度较高,已成为首选,一般轻症为 3 天一个疗程,重症可连用 5～7 天,4 天后可重复第二个疗程,红霉素一般连用 10～14 天,个别严重病例可适当延长使用时间。对于难治性肺炎支原体肺炎,多对大环内酯类抗生素耐药,可以考虑使用其他的抗菌药物,如四环素类、喹诺酮类,但应注意其不良反应及最低使用年龄。对于难治性肺炎支原体肺炎和重症肺炎支原体肺炎,可能需要加用糖皮质激素及支气管镜治疗。

20.什么情况下需要行纤维支气管镜术?

目前,支气管镜已经成为儿科呼吸系统疾病诊断和治疗过程中安全、有效和必不可少的手段。肺炎支原体肺炎的患儿常有呼吸道黏液阻塞,甚至较大的支气管塑性分泌物栓塞,少许会有支气管炎症性狭窄甚至肉芽增生,及时解除呼吸道阻塞对减轻高热等症状、促进肺复张、减少后遗症的发生有重要意义。

支气管镜可通过局部灌洗使呼吸道畅通,还可以结合异物钳或活检钳、细胞刷等清除下呼吸道分泌物与痰栓。少数患儿存在黏膜肉芽组织增生或因管壁纤维化导致的管腔闭塞,可用支气管镜下球囊扩张治疗。对于呼吸道内炎性肉芽肿导致的呼吸道狭窄堵塞,影响远端通气的可用支气管镜下冷冻治疗。

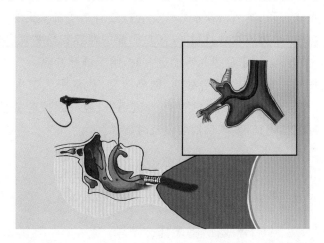

21.什么类型的肺炎需要做支气管镜? 对患儿损伤大吗?

(1)非常严重的肺炎:很多患儿在出现肺炎的初期没有得到积极和及时的治疗,导致病情加重,即使采取了常规的肺炎治疗之后,也没有太好的治疗效果,这种情况常常选择支气管镜治疗,有利于患儿早日康复。

(2)异物阻塞引起的肺炎:很多孩子在玩耍时会不慎吸入异物,从而引起阻塞性肺炎。出现这种阻塞性肺炎时,必须通过支气管镜进行治疗,才能够及时清除异物。

(3)严重的坏死性肺炎:有些患儿的肺炎十分严重,已经出现了肺部某一部分坏死,长出了肉芽组织。出现这种坏死性肺炎时,必须采取支气管镜治疗,才能够对坏死的肉芽组织进行及时冲洗,通过反复冲洗,能使新的肺部组织生成。

患儿做支气管镜检查,对身体健康没有影响,有些患儿可能会觉得喉咙有点不舒服,这种情况1周左右会自然恢复。

22.家长应如何护理行支气管镜检查术后的患儿?

(1)保持呼吸道通畅:保持室内空气清新,温度控制在18～22 ℃,湿度控制在50％～60％;鼓励患儿多饮水;协助患儿更换体位并拍背,指导有效咳嗽;遵医嘱给予雾化吸入,必要时给予吸痰。

(2)发热护理:严密监测患儿体温变化,当体温<38.5 ℃时,给予温水擦浴、冰袋等物理降温(禁忌酒精擦浴);当体温≥38.5 ℃时,遵医嘱用退热药,及时观察药物疗效及不良反应。及时为患儿更换湿衣物,保持床单、被罩清洁干燥。

(3)术后饮食护理:术后禁饮食2～3小时,之后给予患儿足够热量、蛋白质和维生素的流质或半流质饮食,以补充高热引起的营养物质消耗。鼓励患儿多饮水,保证1～2升/天。重症患儿不能进食时,给予静脉营养。

(4)恢复期的护理:避免情绪激动、剧烈活动,注意个人卫生,防止交叉感染;应随天气冷暖及时增减衣物,预防呼吸道感染;遵医嘱按时按量服药;保持二便通畅;定期门诊随访,发现病情变化及时就诊。

咳嗽变异性哮喘

1.孩子咳嗽持续1个月应考虑什么病?

很多孩子有夜里咳、起床咳、运动咳、冷风咳的情况,如果持续很长时间,家长就应高度重视了。咳嗽4周以上就属于慢性咳嗽,常见的原因是咳嗽变异性哮喘、上气道咳嗽综合征、感染后咳嗽、胃食管返流性咳嗽等。根据孩子年龄不同,病因也会有所差异:小于6岁孩子的常见病因是感染后咳嗽、咳嗽变异性哮喘、上气道咳嗽综合征,婴幼儿慢性咳嗽要警惕支气管异物吸入的可能;超过6

岁孩子的常见病因则以上气道咳嗽综合征和咳嗽变异性哮喘为主,心因性咳嗽或多病因性咳嗽的比例随年龄增长逐渐增加。

2.孩子出现什么症状时考虑咳嗽变异性哮喘?

咳嗽变异性哮喘是以慢性咳嗽为唯一或主要临床表现,并不伴喘息的一种特殊类型的哮喘,最大的特点是只咳不喘,也是孩子慢性咳嗽的常见病因。

当孩子出现以下症状时,考虑咳嗽变异性哮喘:

(1)咳嗽持续大于 4 周,常在运动、夜间和(或)清晨发作或加重,以干咳为主,不伴有喘息。

(2)临床上没有感染的征象,或经较长时间抗生素治疗无效。

(3)给予抗哮喘药物诊断性治疗有效。

(4)若孩子个人或一、二级亲属中有过敏性疾病的病史,或者是孩子个人变应原检测阳性,会增加其患咳嗽变异性哮喘的概率。

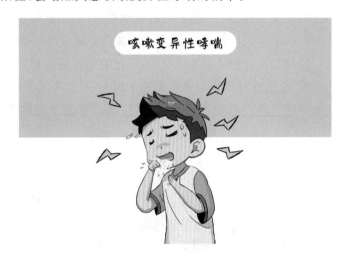

3.咳嗽变异性哮喘的诊断需要排除哪些疾病?

因咳嗽变异性哮喘是排他性诊断,因此需排除以下这些可以引起慢性咳嗽的疾病:

(1)上气道咳嗽综合征:是引起儿童尤其是学龄前与学龄期儿童慢性咳嗽的第二位主要病因,是由各种鼻炎、鼻窦炎、慢性咽炎、腭扁桃体、腺样体肥大、鼻息肉等引起的慢性咳嗽。

(2)感染后咳嗽:是引起幼儿和学龄前儿童慢性咳嗽的常见病因,多有近期明确的呼吸道感染病史,咳嗽呈刺激性干咳或伴有少许白色黏痰,肺通气功能正常。

（3）胃食管反流性咳嗽:阵发性咳嗽好发于夜间,咳嗽也可在进食后加剧,24 小时食管下端 pH 值检测呈阳性。

（4）心因性咳嗽:常见于学龄期和青春期孩子,应排除多发性抽动症的可能,并且,经过行为干预或心理治疗后咳嗽得到改善;多见于年长儿,以日间咳嗽为主,专注于某件事情或夜间休息时咳嗽消失,常伴有焦虑症状,不伴有器质性疾病。

4.咳嗽变异性哮喘需要做什么检查?

5 岁以上的患儿应常规行肺通气功能检查,必要时做支气管舒张试验,这是诊断哮喘的重要手段,也是评估病情严重程度的重要依据,可以鉴别咳嗽变异性哮喘、非哮喘性嗜酸粒细胞性支气管炎以及过敏性咳嗽。还应做血清总 IgE、特异性 IgE 和皮肤点刺试验以了解患儿的过敏状态,有助于了解导致咳嗽变异性哮喘发生和加重的个体危险因素。呼出气一氧化氮测定可帮助明确患儿咳嗽是否与嗜酸性粒细胞相关性气道炎症有关,与过敏状态密切相关。在没有相关临床指征的情况下,不建议常规行胸部影像学检查,对于反复咳嗽的患儿,若怀疑咳嗽变异性哮喘以外的其他疾病,可依据临床线索选择胸部 X 线或胸部 CT 检查。

5.咳嗽变异性哮喘应如何治疗？ 预后如何？

怀疑咳嗽变异性哮喘的孩子,可给予口服 β_2 受体激动剂(特布他林、沙丁胺醇等)进行诊断性治疗 $1\sim2$ 周,若咳嗽症状缓解则有助于确诊。一旦明确诊断咳嗽变异性哮喘,应按哮喘进行长期规范治疗,使用吸入性糖皮质激素或口服白三烯受体拮抗剂治疗,治疗时间不少于 8 周。多数患儿经规范治疗以后可以得到缓解,有少部分患儿会发展为典型哮喘。

（靳雨婷　韩锐　王珍珍　顾建洁　尚倩　王飞）

支气管哮喘

1.什么是支气管哮喘？

支气管哮喘简称"哮喘"，是小儿最常见的慢性呼吸系统疾病，常见表现为反复发作的喘息、气促，可伴有胸闷、咳嗽等，症状多在夜间和（或）清晨发作或加剧，多与接触变应原、冷空气、物理或化学刺激、上呼吸道感染、运动等有关。此时若带孩子就诊，医生多会告知家属患儿肺部存在哮鸣音（喘鸣音），多数情况下上述症状可经治疗缓解或自行缓解。

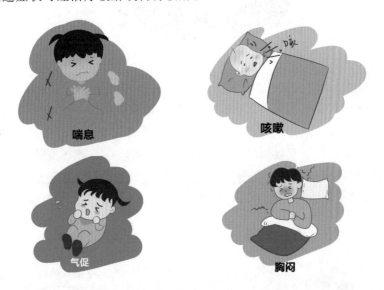

喘息　　咳嗽

气促　　胸闷

值得注意的是，临床上还存在无喘息症状，也无哮鸣音的不典型哮喘，患儿仅仅表现为反复发作的咳嗽、胸闷或其他呼吸道症状，常常容易被误诊为反复呼吸道感染，但抗感染治疗效果不理想。

2.哮喘对孩子有哪些危害？

哮喘是气道的一种慢性炎症，如果没有得到及时诊治，患儿会反复发作，影响其正常生活、学习及生长发育。同时，随着病程的延长，由于气道炎症反复发作，反复修复，患儿会出现气道不可逆的狭窄和气道重塑，后果包括当哮喘急性发作时，对支气管舒张药物反应差。通俗来讲就是，哮喘发作时，即使给此类患儿用上药物及其他治疗手段,也无法有效缓解喘息,缺氧等症状可能会持续存在,甚至进行性加重。如果在此基础上合并感染,可使病情迅速恶化,甚至导致患儿死亡。

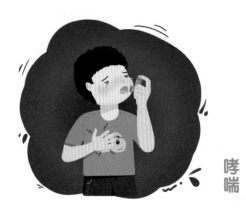

3.孩子为什么会得哮喘?

哮喘是一种多基因遗传性疾病,具有明显的遗传倾向,病因尚不清楚,目前认为是基因和环境共同作用的结果,可以理解为特定遗传背景的孩子(多表现为孩子及家庭成员患有过敏性疾病和特应性体质),在外部环境的作用下产生了哮喘。此外,有报道称,家庭中如果父母一方罹患哮喘,孩子发病的概率为20%;如果父母双方均有哮喘,孩子发病概率约为50%。

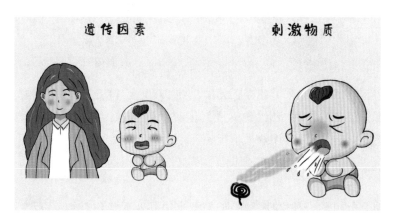

4.哮喘分为哪些类型?

(1)按照症状,支气管哮喘可分为以下两类:

1）典型哮喘：即患儿存在典型的反复发作的喘息、气促、胸闷、咳嗽等症状。

2）不典型哮喘：①咳嗽变异性哮喘（CVA）：可以理解为"只咳不喘"的哮喘，特点为咳嗽时间＞4周，以干咳为主，常发生于清晨和（或）夜间，抗感染治疗无效，抗哮喘治疗有效。②胸闷变异性哮喘：以持续或反复发作的胸闷为唯一或主要表现的哮喘。③隐匿性哮喘：可以理解为存在气道高反应性的一种状态，但临床并没有反复发作的喘息、气促、胸闷或咳嗽症状。其中，气道高反应性的意思是指气道对多种物理、化学或环境刺激的过度收缩反应。

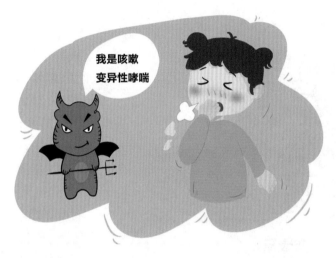

（2）根据诱发因素，哮喘可分为以下五类：

1）感染诱发的哮喘：是婴幼儿哮喘发作的主要诱因，多由呼吸道病毒感染诱发。

2）过敏性哮喘：即由接触变应原所诱发的哮喘。

3）运动性哮喘：又称"运动诱发性哮喘"，指气道高反应的人剧烈运动后出现哮喘样表现，多于运动停止后5～15分钟出现。

4）肥胖性哮喘：过度肥胖诱发的哮喘。

5）阿司匹林及药物诱发的哮喘：小儿群体相对少见。

5.孩子比较小，反复喘息是不是就是哮喘？

不可否认的是很多婴儿在早期有喘息的情况，大多数孩子在6岁前症状可以消失，但是确实存在部分孩子在婴幼儿期（3岁前）有反复发作的喘息，这就是哮喘。哮喘预测指数（API）可以用来预测孩子发展为哮喘的可能性，对于一年内喘息发作≥4次的3岁以下的孩子，如果API为阳性，则6～13岁时发展成哮喘的风险比呈阴性的孩子高 4~6 倍；如果 API 为阴性，则 95％不发展成哮喘。

其中，API 阳性的定义是具有 1 项主要危险因素或 2 项次要危险因素：

（1）主要危险因素：①父母有哮喘史；②经医生诊断的特应性皮炎（通俗来讲可以理解为医生诊断孩子存在过敏性皮炎）；③吸入变应原阳性。

（2）次要危险因素：①有食物变应原致敏的依据（通俗来讲可以理解为孩子有食物过敏）；②外周血嗜酸性粒细胞≥4％；③与感冒无关的喘息。

而对于 API 呈阳性的高危婴幼儿，建议按哮喘规范治疗。

6.哪些因素可以诱发支气管哮喘发作？

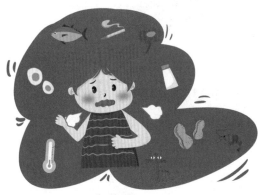

变应原

（1）接触变应原：①室内变应原：室尘螨、蟑螂（包括蟑螂的躯体、皮屑、粪便和虫卵）、动物（包括其分泌物、排泄物和皮屑）、真菌。②室外变应原：花粉（主要来自树木、禾草及杂草）、真菌（如平菇孢子及蘑菇孢子）。

（2）呼吸道感染：如病毒、肺炎支原体、肺炎衣原体、细菌感染等。

（3）药物和食物：①药物主要包括阿司匹林和其他非甾体抗炎药物。②食物主要包括鸡蛋白、牛奶、鱼、虾、蟹、贝类、小麦、大豆、花生等。此外，有些食品添加剂可导致哮喘发作。

（4）刺激性气味：烟草、汽车尾气、甲醛、消毒剂、油烟、蚊香、香水等。

（5）运动和过度通气。

（6）过度情绪激动：如大哭、大笑、生气或惊恐等极度情绪。

（7）天气变化：如温度改变、气压变化、雾霾等。

7.作为家长，如何能提早发现哮喘？

哮喘与其他可以引起哮喘症状的呼吸系统疾病相比，有其特殊的病史特征，即多存在特应性个人史或家族史、常有特征性的触发因素、具有反复发作性、对平喘药物反应良好等特点。

特应性个人史或家族史是指孩子存在湿疹、荨麻疹、过敏性鼻炎、过敏性结膜炎等特应性疾病的个人史，或者家属存在哮喘及上述过敏性疾病。

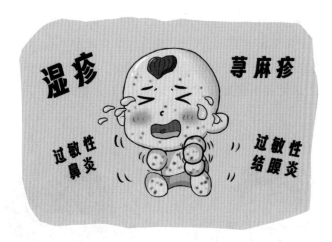

特征性触发因素包括接触变应原、空气污染、药物、气候转变、感染、运动、精神情绪因素等。变应原主要包括吸入类过敏原、食入物类变应原及接触类变应原，其中最常见的有螨虫、花粉、霉菌、动物皮毛、牛奶、蛋白、鱼虾、坚果等。

反复发作即患儿经触发因素触发后可反复出现喘息、气促、胸闷、咳嗽等哮喘症状，多在夜间和（或）清晨发作，病程可持续数小时至数天不等，可自行缓解或经抗哮喘治疗后缓解。患儿在缓解期可一切如常，没有任何症状。

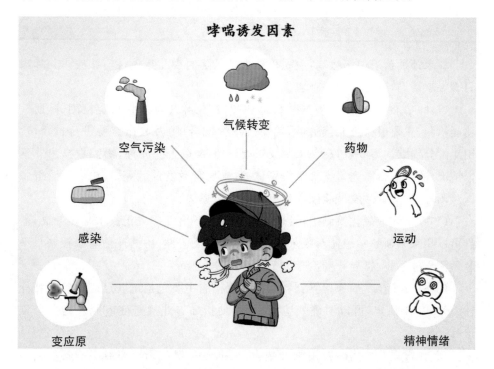

如果家长发现孩子存在夜间和（或）清晨反复发作的喘息、气促、咳嗽、胸闷,且发作多与上述因素有关,而且大多数情况下均不存在发热,或者呈明显的季节性特点",甚至可在孩子呼气时出现"拉风匣声",就需警惕孩子是否存在哮喘。尤其是有过敏性疾病病史或家族史的孩子,更应警惕。

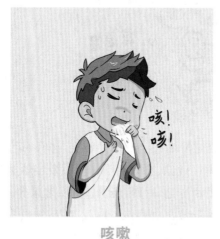

咳嗽

一般发生在晚上或早晨

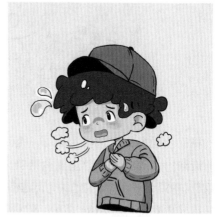

喘息

呼吸时有"拉风匣声"

8.通过哪些检查可确认孩子得了哮喘?

如果怀疑孩子得了哮喘,需积极到正规医院的小儿呼吸科门诊或小儿哮喘门诊寻求帮助,需完善的检查包括:

（1）肺功能检测:分为潮气呼吸肺功能检测、脉冲震荡肺功能检测、肺通气功能检测,主要根据患儿年龄(可简单理解为配合度)及临床需要进行选择,适用年龄分别默认为3岁以下、3岁及以上、5岁及以上。此外,尚需根据患儿具体情况,决定是否需完善支气管舒张试验、支气管激发试验等,其中支气管舒张试验阳性、支气管激发试验阳性均有助于确诊哮喘。

（2）呼出气一氧化氮测定:过敏性哮喘患儿呼出气一氧化氮水平多升高,而且可以用来判断哮喘患儿对吸入糖皮质激素的反应性,协助评估哮喘控制水平及预测急性发作、指导哮喘治疗方案的调整等。

（3）总 IgE 及变应原检测:其中,变应原检测主要包括皮肤点刺试验及特异性 IgE(sIgE)测定,可以明确变应原,可帮助指导患儿规避变应原及指导免疫治疗。

（4）血常规及痰嗜酸粒细胞计数:可根据血常规及诱导痰液中的嗜酸粒细

胞计数协助判断是否为过敏性哮喘。

（5）其他：如胸部 X 线检查、支气管镜检查及呼吸道病原学检测等，不作为哮喘的诊断性检测，但可协助排除存在哮喘症状的其他肺部疾病，但需专业医生结合患儿自身特点进行选择性检查。

9.肺功能检查项目有哪些？

临床上，主要根据患儿年龄及所患疾病来选择相应的肺功能检查，常用的有潮气呼吸肺功能、脉冲震荡肺功能、肺通气功能测定、支气管舒张试验、支气管激发试验、体描仪检测、弥散功能检测等，现将各自注意事项列举如下：

（1）潮气呼吸肺功能测定：临床多用于 3 岁以下无法配合用力呼气的患儿，需在患儿充分睡眠的状态下进行测定，故需要给予镇静药物，临床一般选用水合氯醛（口服或灌肠给药），需要注意的是，水合氯醛为诱导睡眠类药物，患儿在睡眠充足的状态下有可能效果欠佳。此外，做此项检查需在患儿进食 1~2 小时后进行，防止反流误吸；应注意清除患儿鼻咽部分泌物，如鼻涕、鼻屎、痰液等；避免在患儿明显腹胀时进行此项检查。

（2）脉冲震荡肺功能测定：用来测定气道各部分的阻力大小，一般用于 3 岁及以上患儿，根据患儿的配合度判断，最小可以用于 2 岁的患儿，操作过程中需患儿保持平静呼吸 60~90 秒。此外，还应注意：在检测前 30 分钟内应避免患儿哭闹、大笑及跑跳等剧烈运动；抗哮喘治疗药物中的支气管扩张剂及激素有可能会影响检查结果。

（3）肺通气功能测定：一般用于 5 岁及以上患儿，需要患儿按检查者口令进行配合。此外，还应注意：在检测前 30 分钟内避免患儿哭闹、大笑及跑跳等剧烈运动；测试前 2 小时内避免大量进食水；不要给患儿穿紧身衣物。

（4）支气管舒张试验：是协助哮喘诊断的重要方法，过程为在支气管舒张剂吸入前和吸入后 15 分钟测定肺功能，故同样需要患儿按口令进行配合，适用于 5 岁以上的患儿。注意事项除肺通气功能测定中的三点以外，还需要在支气管舒张试验前停用部分药物，需停用的药物及时间列举如下：吸入型短效 β_2 受体激动剂应停用 8 小时；口服短效 β_2 受体激动剂或氨茶碱应停用 12 小时；口服白三烯受体拮抗剂应停用 48 小时；长效或缓释型 β_2 受体激动剂、胆碱能受体拮抗剂及茶碱应停用 24~48 小时。

（5）支气管激发试验：是检查气道高反应性的最常用方法，主要用于 6 岁及以上配合度良好的患儿。因其可能诱发哮喘严重发作，故对处于哮喘发作期的患儿不予施行，且对患儿的基础肺功能、心脏情况等有要求。

10.哪些表现可以预示哮喘的急性发作？

患儿哮喘急性发作前常会有些先兆，其中比较典型的有咳嗽、胸闷、呼吸急促，常伴有鼻部及眼部症状，如鼻痒、流涕、连声喷嚏、眼睛痒、流泪等。3岁以下患儿的表现可不典型，常为精神不好、活动减少，或哭闹不易安抚、烦躁不安等。如患儿出现上述表现，家属应敲响警钟，备好快速缓解药物，一旦发作要积极进行自我救治，及时就医。不过，需要注意的是，并不是每次发作都有先兆。

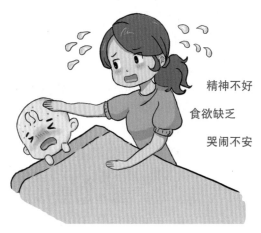

精神不好

食欲缺乏

哭闹不安

11.支气管哮喘急性发作时如何进行病情评估？

患儿哮喘急性发作时主要根据呼吸困难的程度来判断病情轻重。

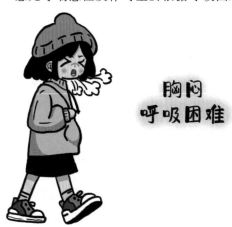

胸闷
呼吸困难

发作时，如果患儿出现无法说完整句子，甚至无法说话的情况，则提示病情严重，此时多伴有严重呼吸费力的表现，即患儿吸气时可看到胸骨上窝明显凹陷、腹部呼吸动作显著。如果任其发展可出现严重缺氧，表现为患儿逐渐加重的乏力、心跳快，伴有烦躁，甚至嗜睡、意识障碍。如果孩子出现上述情况，应吸入速效支气管舒张剂,同时紧急送医。

12.用药后没有症状就是哮喘治好了吗?

由于支气管哮喘的本质是持续存在的气道慢性炎症,所以无法治愈。家长认为的没有症状,多数是指处于症状缓解期,此时仍需要规律用药,定期复诊。在家长认为的没有症状期,通过专业听诊设备仍可在患儿肺部听到哮鸣音,所以仍需要积极治疗。

13.哮喘长期用药中有激素会不会影响孩子的生长发育?

哮喘治疗中用到的激素为吸入性糖皮质激素,它与大家平常所说的口服或静脉点滴、肌注等途径给予的全身用糖皮质激素不同,引起的不良反应相对较少。国内相关研究表明,低剂量长期(<5年)应用吸入性糖皮质激素对轻中度患儿的身高没有显著影响。在使用吸入性糖皮质激素的前2年,可能会减缓患儿的生长速度,但身高的减少一般不会超过1厘米/年。

相比较而言,如果未规范进行抗哮喘治疗,导致喘息反复发作,患儿需要反复就医,影响正常生活学习及生理心理发育。此外,家长往往忽视的还有患儿肺部的进行性损伤,如果出现气道重塑,则急性发作时对抗哮喘药物反应性降低甚至无反应,从而出现致死事件,代价沉重。

14.哮喘的孩子需要忌口吗? 哪些食物要慎吃?

特殊的饮食习惯及过敏的食物可以诱发哮喘发作,如进食过甜、过咸、辛辣刺激的食物。此外,鸡蛋清、牛奶、鱼虾蟹、贝类、坚果(如花生、榛子、杏仁、开心果等)、小麦、大豆,还有部分水果(如芒果、火龙果)等容易引起过敏,诱发哮喘发作,故各位家长在日常生活中应予以注意及识别。同时,需提醒各位家长的是,如果明确孩子对某类食物过敏,则含有此类食物的制品也要慎吃,例如孩子对牛奶过敏,则牛奶制品及含有牛乳的其他成品(如面包、饼干等)同样需要避免食用。再者,有些食品添加剂可能导致哮喘发作,所以对成品类食物也需提高警惕。

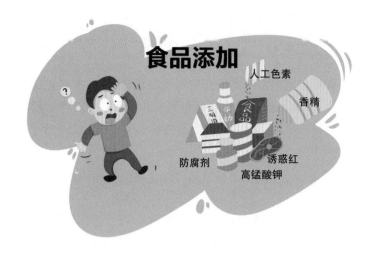

15.如何预防哮喘?

因为哮喘是基因和环境因素共同作用的结果,一个人的遗传背景无法改变,所以只能通过控制环境因素来预防哮喘:

(1)饮食与营养:建议孕妇在孕期进食富含维生素 D 及维生素 E 的食物,有助于减少孩子发生喘息;不建议孕母为预防过敏或哮喘在孕期特意改变饮食;有研究表明,孕期肥胖可增加孩子哮喘或喘息的概率,但目前还未形成共识,仅供参考;提倡母乳喂养。目前有理论指出,过敏体质的孩子不再建议严格规避高风险食物,而是应在添加辅食时在医生指导下科学引入易致敏食物,以建立食物耐受,减少过敏性疾病的发生发展。

(2)环境:重中之重是避免暴露于变应原,应尽可能避免孩子接触各类变应原,如尘螨、霉菌、树粉、花粉等;避免暴露于烟草环境(包括主动吸烟及被动吸烟);避免暴露于与交通相关的空气污染物及炊具燃气产生的烟雾。

(3)药物与微生物:孕妇孕期口服对乙酰氨基酚可增加孩子患哮喘的风险,应予以避免;剖宫产孩子哮喘发病率较高,提倡自然分娩。研究表明,农村孩子哮喘发病率显著低于城市孩子,可能与城市孩子未接触足够种类的微生物等有关,故应避免过度清洁的环境。目前,有理论认为婴儿期应减少抗生素应用,抗生素的使用,尤其是广谱抗生素的应用会增加孩子过敏概率。

(3)其他:孕妇在孕期及产后早期的压力可增加孩子患哮喘的风险,故应保持心情舒畅。

16.孩子哮喘会随着年龄的增长而自愈吗?

理论上讲哮喘是不可能治愈的,更不可能自愈。不过随着年龄的增长,孩子气道不断发育成熟和完善,部分哮喘患儿青春期后可不再发作,达到临床治愈。但需要注意的是,只有前期通过正规抗哮喘治疗实现哮喘长期控制不复发者,才有可能在青春期后达到临床治愈,并非不治而愈。

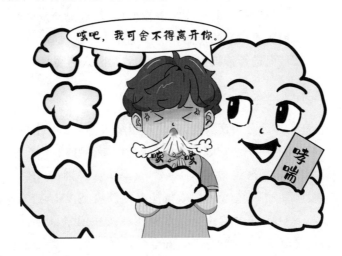

17.哮喘治疗希望达到什么目标?

哮喘的治疗目标包括:

(1)达到并维持哮喘症状的控制。

(2)维持正常的活动水平,包括运动能力。

(3)维持肺功能水平尽量接近正常。

(4)预防哮喘急性发作。

(5)避免因哮喘药物治疗导致的不良反应。

(6)预防哮喘导致的死亡。

18.听说现在有治疗哮喘的针剂了,哪些孩子可以使用?

所谓的治疗哮喘的针剂,是指哮喘的生物靶向治疗。世界范围内已经上市的生物靶向药物包括抗 IgE 单克隆抗体(如奥马珠单抗)、抗 IL-5 单克隆抗体(如美泊利单抗)、抗 IL-5 受体的单克隆抗体(如贝那利单抗)、抗 IL-4 单克隆抗体(如度普利尤单抗)。

目前,中国批准上市治疗哮喘的仅有抗 IgE 单抗(奥马珠单抗)。它的适用年龄为≥6 岁的患儿,适用范围为确诊为中重度过敏性哮喘,经吸入糖皮质激素或长效 β 受体激动剂标准治疗控制不佳者。同时,难治性慢性荨麻疹、中重度过敏性鼻炎经药物治疗无缓解者,也可以考虑应用。其使用频次及总疗程应根据患儿总 IgE 水平及体重情况,分为 2 周一次,或 4 周一次;目前推荐至少持续治疗 12 个月,其中包括 16 周的疗效评估期。

它的临床应用效果良好,可减少哮喘急性发作、降低急诊及住院率、改善症状及生活质量、减少糖皮质激素的使用。但不能作为传统抗哮喘治疗的替代方案,即仍应根据患儿情况进行传统抗哮喘治疗,包括吸入药物。

19.治疗哮喘的药物有哪些?

治疗哮喘的药物主要分为两大类,即快速缓解药物和长期控制药物。

(1)快速缓解药物:用于治疗哮喘急性发作,快速(一般 5～15 分钟)解除支气管痉挛,缓解症状,常用药物包括:①短效 β_2 受体激动剂(SABA):如沙丁胺醇、特布他林、左沙丁胺醇。②吸入短效抗胆碱能药物(SAMA):临床常用的为异丙托溴铵,多与 SABA 联合应用。③全身用糖皮质激素:泼尼松、甲泼尼龙等。④硫酸镁:可缓解危重哮喘的症状,安全性良好。

(2)长期控制药物:治疗的很长一段时间内需每日使用,以通过抗炎作用达到控制哮喘的目的,常用药物包括:①吸入糖皮质激素(ICS):是哮喘长期治疗的一线药物,常用的有二丙酸倍氯米松、布地奈德、丙酸氟替卡松。②白三烯受体拮抗剂(LTRA):孟鲁司特钠。③ICS-长效吸入 β_2 受体激动剂复合制剂(LABA):常用的有布地奈德福莫特罗粉吸入剂(如信必可都保)、沙美特罗替卡松粉吸入剂(如舒利迭)等。④缓释茶碱:疗效较 ICS 差,不良反应多,一般不推荐。

20.家中有哮喘患儿,应该常备哪些急救药物?

哮喘患儿家中需常备快速缓解症状的药物及辅助其使用的设备。具体药物及设备的准备主要根据家中是否有雾化机和孩子年龄大小来决定:

(1)家中备有雾化机:①备用吸入短效 β_2 受体激动剂(如沙丁胺醇或特布他林雾化溶液)、吸入短效抗胆碱能药物(如异丙托溴铵雾化溶液)、ICS 雾化液(如布地奈德雾化混悬液)。经雾化机雾化吸入药物对患儿配合度要求低,理论上适用于所有年龄段患儿。但需要注意雾化机类型选择及效果的评价,现医院呼吸科应用的多为空气压缩式雾化机,不建议应用超声雾化机。

(2)家中没有雾化机:准备一个储雾罐及短效 β₂ 受体激动剂压力定量气雾剂(pMDI)吸入装置,在哮喘急性发作时,通过储雾罐辅助吸入短效 β₂ 受体激动剂 pMDI,以提升吸入效果,常用沙丁胺醇 pMDI。其中,5 岁及以下患儿建议储雾罐连接面罩使用,较大孩子可连接口含器。

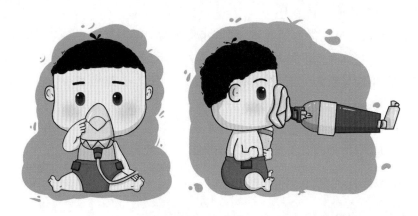

(3)准备低剂量 ICS-福莫特罗联合制剂:如布地奈德-福莫特罗粉吸入剂(80 μg/4.5 μg /吸),在我国目前多推荐用于 6 岁以上孩子。

(2)口服糖皮质激素:如泼尼松片、甲泼尼龙片,但需医生掌握用药指证。

(3)如条件实在不允许,可备用口服缓解药物,如口服短效 β₂ 受体激动剂、口服氨茶碱。

21.如何正确利用储雾罐辅助吸入 pMDI?

(1)取下气雾剂口上的密封盖,使用前摇晃压力定量气雾剂 5~6 次。

(2)储雾罐与面罩或咬嘴连接,将 pMDI 喷嘴插入储雾罐的连接环。

(3)如使用面罩,将面罩轻轻按于面部,覆盖全部口鼻部;如使用咬嘴则用牙齿轻轻咬住咬嘴,并且用嘴唇包紧。

(4)按压 pMDI 喷药,同时缓慢呼吸 30 秒;如需连续使用第二剂,需要至少等待 30 秒。使用咬嘴者吸入后用水反复漱口,使用面罩者用清水洗脸清除残留的药液。

(5)使用结束后,盖好气雾剂密封盖,将储雾罐底部连接环、面罩或咬嘴取下,清水冲洗晾干,不可刷洗及擦洗内壁,存储至无尘、干燥处。

22.如何正确使用准纳器？

(1)打开:打开准纳器,用一手握住外壳,另一手大拇指放在手柄上,向外推动拇指直至完全打开。

(2)推开:握住准纳器,向外推动滑动杆至发出"咔嗒"声,注意不要随意拨动滑动杆以免造成药物浪费。

(3)吸入:先握住准纳器并使之远离嘴,在保持平稳呼吸的前提下,尽量呼气,切记不要将气呼入准纳器中;将吸嘴放入口中,由准纳器深深地平稳地吸入药物,直到不能再吸入为止,然后将准纳器从口中拿出,继续屏气 5～10 秒,缓慢恢复呼气。

(4)关闭:关闭准纳器,将拇指放在手柄上,往后拉手柄,发出"咔嗒"声表示准纳器已关闭,滑动杆自动复位。用水反复漱口,吐出漱液。

23.如何正确使用都保？

(1)拔出:旋松并拔出瓶盖,确保红色旋柄在下方。

(2)旋转:竖直都保,握住底部红色部分和都保中间部分,向某一方向旋转到底,再向反方向旋转到底,即完成一次装药;在此过程中,会听到一次"咔哒"声。

(3)吸入:尽量呼气,不可对着吸嘴呼气;将吸嘴置于齿间,用双唇包住吸嘴,用力且深长地吸气;然后将吸嘴从嘴部移开,继续屏气 5～10 秒,缓慢恢复呼气;如需吸入多个剂量,可重复上述过程。

(4)关闭:吸入所需剂量,使用完毕后用干净的纸巾擦净吸嘴,盖上并旋紧瓶盖;用水反复漱口,吐出漱液。

24.如何正确使用压缩雾化器？

(1)将手洗净并彻底干燥。

(2)将主机放在坚固的表面上,将压缩机的电源线插入插座。

(3)通过空气导管连接主机和雾化器。

(4)将药物倒入雾化器杯中,拧上雾化杯的顶部,与面罩或咬嘴连接。

(5)患儿采取坐姿(小婴儿可采用半卧位),保持药杯直立。

(6)打开机器,牙齿轻轻咬住咬嘴,并且用嘴唇包紧,尽量通过嘴呼吸,直至所有药物用完,整个过程时 10～15 分钟。

（7）年幼孩子建议采用面罩型雾化吸入器，平静呼吸。

（8）使用结束后应做好雾化器的护理工作。

25.支气管哮喘患儿应如何护理?

（1）用药及护理:①支气管扩张剂（如拟肾上腺素类、茶碱类及抗胆碱药物）:可采用吸入、口服、皮下注射或静脉滴注等方式给药。其中，吸入治疗具有用量少、起效快、不良反应小等优点，是首选的药物治疗方法。使用时可嘱患儿在按压喷药于咽喉部的同时深吸气，然后闭口屏气 10 秒钟，会获得较好效果。②肾上腺皮质激素类，是目前治疗哮喘最常用的药物，长期使用可能发生不良反应，如严重感染、肥胖等。目前主张吸入治疗，吸入糖皮质激素气雾剂后，应用清水漱口，以防引起真菌性口炎。

（2）吸氧:患儿哮喘时大多有缺氧现象，故应给予氧气吸入，预防酸中毒。氧气浓度以 40% 为宜。密切监测动脉血气分析值，作为治疗效果的评价。

（3）排痰体位:采取使肺部扩张的体位，可取半坐卧位或坐位;另外，还可采用体位引流以协助患儿排痰。

（4）保证休息，并做好心理护理:过度的呼吸运动、低氧血症会使患儿感到极度疲倦，给患儿提供一个安静、舒适的环境有利于休息和缓解恐惧心理，促使患儿放松。

（5）提高活动耐力:指导患儿活动，尽量避免情绪激动及紧张的活动。患儿活动前后，监测其呼吸和心率情况，活动时如有气促、心率加快，可给予持续吸氧并让患儿休息。

（6）呼吸训练:①采用腹式呼吸法，具体从呼气开始，呼气时轻轻收缩腹部，经口呼气，呼气时轻缓，但是要深些，时间较吸气长。②做呼吸体操，连续呼 3 次气后吸 2 次气，做 5 次;双手叉腰，呼 3 次吸 2 次，做 5 次;呼气时体前屈，呼 3 次吸 2 次，吸气时还原位，做 5 次。

（7）密切监测病情:持续观察患儿的哮喘情况，观察患儿有无咳大量白黏痰、呼气性呼吸困难、呼吸加快及哮鸣音，有无大量出汗、疲倦、发绀及呕吐等情况。

（8）健康指导:协助患儿确认哮喘发作的因素，评估家庭及生活环境的变应原，避免暴露于危险因素中;评估和监测哮喘的严重度，了解哮喘发作的早期征象、症状及适当的处理方法，教会患儿在运动前使用气管扩张剂（预防性药物）预防哮喘发作。

（9）支气管哮喘的三级预防:预防发作是支气管哮喘现代治疗中的重要组

成部分,并提出了三级预防措施的新概念:①初级预防措施:主要是改善环境,消除诱发哮喘的各种因素。②二级预防措施:主要是早期诊断,及时治疗,防止病情发展。③三级预防措施:积极治疗,防止病情恶化,减少肺气肿、肺心病的发生。

26.哮喘患儿应多久复诊一次?

复诊时间需根据孩子的具体情况而定,一般起始治疗时,每 2～4 周复诊一次;病情控制良好时,可调整为每 2～3 个月复诊一次;停药随访观察期间,每3～6 个月复诊一次。

27.哮喘患儿可以运动吗? 如何运动?

经医生评估哮喘控制良好的孩子可以正常运动。因为规律的运动可以增加活动耐力、提高心肺功能,从而改善哮喘、提高孩子的生活质量。现有针对6～17 岁哮喘患儿的运动方案如下:

(1)频率:每周 3～5 天,最好每日运动。

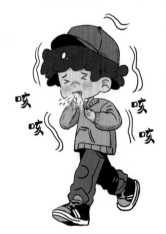

(2)强度:中等强度(显著增加呼吸、排汗和心率的活动)到高强度(急剧增加呼吸、排汗和心率的活动)。

(3)时间:每天 20～60 分钟的持续或间歇运动。

(4)项目:步行、跑步、游泳、自行车、瑜伽等。美国运动医学会(ACSM)指南特别强调,步行是此类孩子的首选运动方式。

然而,5 岁以下的哮喘患儿,目前尚无相应指南及共识,依据世界卫生组织(WHO)的建议,可参考同年龄段健康孩子的运动方案来制定哮喘患儿的运动方案。

28.哮喘患儿能接种疫苗吗?

同其他慢性疾病相似,哮喘本身不是预防接种的禁忌,但应在哮喘缓解期且健康状况良好时进行接种。健康状况良好的缓解期孩子,应按免疫规划程序进行预防接种。

对鸡蛋过敏的哮喘患儿疫苗接种不受影响,但若对鸡蛋高度过敏,则需要在有抢救设备的场所和医务人员的监护下进行接种。

根据美国免疫实施咨询委员会（ACIP）的建议：吸入糖皮质激素、白三烯受体拮抗剂（如孟鲁斯特钠）、抗组胺药物（如氯雷他定、西替利嗪等）不影响疫苗接种；全身用糖皮质激素停用 1 个月后可正常接种疫苗；对疫苗中所含任何成分（包括辅料、甲醛、裂解剂及抗生素）过敏的哮喘患儿不能进行疫苗接种。

新冠肺炎

1.出现哪些症状需要警惕新冠肺炎？

新冠肺炎是新型冠状病毒肺炎（COVID-19）的简称，病情早期可表现为发热、乏力、干咳，少数伴有鼻塞、流涕、咽痛、肌肉疼痛、腹泻等症状。

作为一种传染病，新冠肺炎的流行病学史很重要，即 14 天内有病例报告社区的旅居史；发病 14 天内有与新冠病毒感染的患者或无症状感染者的接触史；发病期 14 天内曾接触过来自有病例报告社区的发热或者有呼吸道症状的患者；聚集性发病（2 周内在小范围如家庭、办公室、学校等场所，出现 2 例及以上发热和（或）呼吸道症状的病例）。存在上述 4 种情况中的任何一种，同时伴有相应早期症状时，应警惕新冠肺炎的可能。

2.新冠是怎么传染的？［参照《新型冠状病毒肺炎防控方案(第九版)》］

目前认为新型冠状病毒肺炎的主要传播途径是飞沫传播和密切接触传播。前者指吸入新冠肺炎患者咳嗽、说话时产生的飞沫造成感染，此外尚存在气溶胶传播，即在相对封闭的环境中暴露于高浓度新冠病毒气溶胶所造成的感染；后者指接触被病毒污染的物品后可能造成的感染。

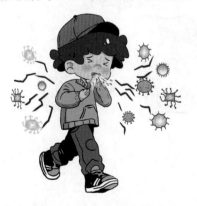

1.飞沫传播

2.接触传播

3.气溶胶传播

3.孩子外出需要做好哪些防护?

由于孩子的生理特殊性,免疫力相对偏低,对感染性疾病抵抗力差,所以新型冠状病毒流行期间,要尽量避免前往人群聚集区,避免接触或食用野生动物,避免前往活体动物市场。如存在需进行疫苗接种等特殊情况,建议采取预约制,错时错峰前往,尽量减少在室内人群聚集区的停留时间,同时做好以下防护:

(1)尽量避免乘坐公共交通工具。

(2)科学佩戴口罩,进入电梯、乘坐公共交通工具、进入人群密集的公共场所时应佩戴口罩。需要注意的是,1岁以下婴幼儿佩戴口罩时家属需做好严密监护,防止出现影响呼吸及面部过敏等情况。

(3)坚守"1米线"。

(4)不混用餐具,尽量分餐;如外出就餐,尽量自备餐具。

(5)勤洗手,外出回家后及进食前、便后用洗手液和流动水给孩子洗手。

(6)养成公共场所不乱摸及不咬手指的习惯,避免用手揉眼睛、揉鼻子。

4.家中如何杀灭新冠病毒?

新型冠状病毒对紫外线和热敏感,乙醚、75%乙醇、含氯消毒剂、过氧乙酸和氯仿等脂溶剂均可有效灭活病毒。在家中可用75%的酒精或含氯消毒剂予以清洁消毒。

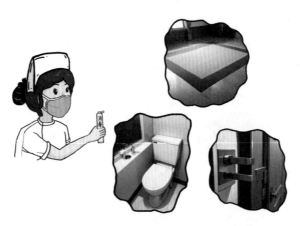

猴痘

1.什么是猴痘？

猴痘是一种人兽共患性传染病，由猴痘病毒感染引起。猴痘病毒（MPXV）归类于痘病毒科正痘病毒属，与曾夺去数亿人性命的天花病毒同属一类，主要表现为发热、皮疹、淋巴结肿大。目前主要在中非和西非流行，亚洲部分国家也已有病例报道。

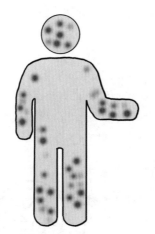

猴 痘
MONKEYPOX
由猴痘病毒引起
疱疹多发于四肢及头面部
发病表现和年龄无关

需要注意的是，猴痘病毒并非只有或者主要由"猴"类传播，其主要携带者和传播者是老鼠、松鼠等啮齿类动物，而感染后的灵长类动物（包括猴、黑猩猩、人等）也可成为传染源。

猴痘潜伏期为5～21天，多为6～13天。发病早期出现寒战、发热，体温多在38.5 ℃以上，可有头痛、嗜睡、乏力、背部疼痛和肌痛等伴随症状。发病后1～3天出现皮疹：首先出现在面部，逐渐蔓延至四肢及其他部位，手足心均可出现。与水痘不同，猴痘的皮疹呈离心性分布，即颜面部及四肢多、躯干部少。皮疹经历从斑疹、丘疹、疱疹、脓疱疹到结痂几个阶段的变化，疱疹和脓疱疹多呈球形，直径为0.5～1厘米，质地较硬，可伴明显痒感和疼痛。

（孙思敏　蒋立夏　丁晓媛　褚青　曹新玉）

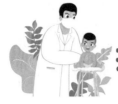

孩子常见的过敏现象

食物过敏

1.什么是食物过敏?

食物过敏是免疫机制介导的食物不良反应,是指某种食物进入人体后,机体对之产生的由 IgE 介导和(或)非 IgE 介导的免疫反应,导致机体功能紊乱和(或)组织损伤,进而引发消化系统、呼吸系统、皮肤及全身症状。

<食物过敏的常见症状>

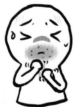

嘴部肿胀、发红、喉部瘙痒

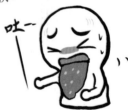

呕吐、腹泻

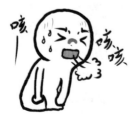

咳嗽、喘鸣、哮喘

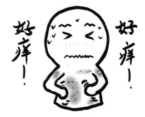

瘙痒、荨麻疹

食物过敏指暴露于特定食物时由于特定免疫反应,反复发生的不良健康影响,有别于食物不耐受和食物致敏。食物不耐受是一种非免疫反应,包括代谢、毒性、药理和其他的不明机制;食物致敏则是对某种食物的特异性 IgE 升高,而没有临床表现；食物过敏会出现多种症状，包括皮肤、消化道、呼吸道及心血管系统等不适。任何食物都有可能成为变应原。

2.哪些症状可能提示食物过敏？

患儿在不明确变应原的情况下常"无缘由"地起皮疹、浑身肿、喉头发紧，甚至晕厥。患儿食入变应原后感觉嘴麻、嗓子痒，重者会浑身起皮疹、皮肤肿胀，最严重的后果为引起过敏性休克、急性哮喘、喉头水肿等危及生命的反应。

食物过敏可以发生在任何食物上，症状可以很广泛，如胃肠道症状（恶心、呕吐、腹痛、腹胀、腹泻，黏液样或稀水样便，个别患儿还会出现过敏性胃炎及肠炎、乳糜泻等）、皮肤症状（皮肤充血、湿疹、瘙痒、荨麻疹等）、全身性症状（如头痛、头昏、血压急剧下降、呼吸困难、意识丧失等严重过敏反应）。

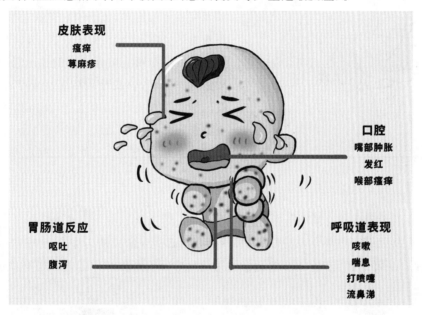

食物过敏可以发生在任何年龄的人群中。小儿由于消化道黏膜柔嫩、血管通透性高，消化道屏障功能差，各种食物变应原易通过肠黏膜入血，所以更容易发生食物过敏。

3.食物过敏应如何治疗？

(1)饮食回避：明确诊断为食物过敏的孩子，尤其是严重过敏者需要严格避食。除了致敏食物本身外，还包括含有致敏食物成分的各种加工品，如牛奶蛋白过敏患儿,需要同样避食酸奶,避食含奶饼干和饮料等食物;鸡蛋过敏患儿,同样需要避食含鸡蛋成分的食物。不食用配料或成分标注不明食物。对于致敏食物,除避免口服外,还应避免被皮肤、角膜和鼻腔黏膜接触到。此外,要注意避食同类食物,如牛奶蛋白过敏的患儿,羊奶、骆驼奶等也会过敏;鸡蛋过敏的患儿,其他禽蛋大多也会过敏,因此都需要避食。

(2)营养素补充:对于不过敏的食物,鼓励积极进食,避免扩大范围的盲目避食,从而导致患儿营养障碍问题。牛奶蛋白过敏的婴儿可根据过敏轻重程度选择深度水解蛋白配方或氨基酸配方替代,以保证婴儿的营养摄入。

4.孩子在家发生了严重食物过敏,家长应该怎么办?

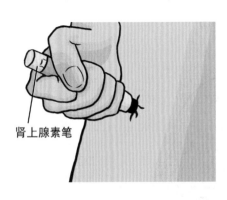

肾上腺素笔

如果孩子出现了喘鸣、面色苍白、大汗或者存在吞咽困难,家长应紧急拨打"120"急救电话,接受急诊治疗。在医院,医生一般会采取注射肾上腺素来帮助患儿消除过敏症状。目前,自我注射的肾上腺素笔在我国绝大部分地区尚未上市,期待这种肾上腺素笔早日普及,使过敏体质的孩子可以随身携带,在危急时刻可以及时自救。

5.皮肤点刺实验可以诊断食物过敏吗?

不推荐对仅有直肠结肠炎症状(如便血、腹痛、腹泻),提示为非 IgE 介导的食物过敏患儿做变应原检测。推荐对同时存在 IgE 介导的过敏症状,如皮疹、呕吐、咳喘、鼻炎和结膜炎症状或发生过急性过敏反应的患儿做变应原检测(强推荐)。

6.母乳喂养能否预防食物过敏?

对于健康婴儿,纯母乳喂养将给母亲及婴儿带来近期及远期的健康益处,尤其是在中低收入国家,故仍应遵循世界卫生组织"纯母乳喂养至 6 月龄的建议"。其后逐渐引入低敏谷物、水果,在能耐受数种固体食物后即可尝试引入易致敏食物。对于过敏高危

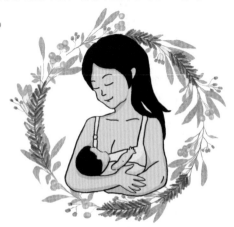

儿,亦应提倡母乳喂养,母亲通常不需要回避易致敏食物。尽管有证据显示早期引入固体食物(4~6月龄)可以减少过敏风险,但仍需经医生或者营养师评估后给出个体化的喂养建议。

7.补充维生素 D 是否有预防食物过敏的作用?

维生素 D 越来越受到过敏专科医生的重视。大量的研究表明,孕期和婴儿时期维生素 D 水平低会增加过敏性疾病的风险。需要把维生素 D 水平提高到健康范围,每 12 千克体重需要每日摄入约 1000 IU,所以婴儿和幼儿每日约需 1000 IU,学龄儿童约需 2000 IU,青少年和成年人则尽可能达到 5000 IU。

8.什么是牛奶蛋白过敏?

外来物质进入人体后,身体的"侦察兵"即免疫系统会对其进行识别,会出现两种结局:①当其被识别为"好人"时,外来物质与人体和睦相处;②当其被识别为"坏人"时,人体便对其进行攻击。

婴幼儿食物过敏中,牛奶和鸡蛋是最为常见的变应原。牛奶蛋白过敏是一种由牛奶蛋白引起的异常免疫反应,即摄入牛奶蛋白后,机体将其识别为"坏人",对正常组织进行攻击,产生过敏症状,其临床症状多样,可累及皮肤、呼吸系统、消化系统等多个器官、系统,表现为咳嗽、哮喘、腹泻、腹痛、呕吐、便血、湿疹、荨麻疹等症状。全球牛奶蛋白过敏的发生率为 2.5%~3%,国内 0~3 岁孩子牛奶蛋白过敏的发生率为 0.83%~3.5%。

9.孩子出现哪些症状时需怀疑牛奶蛋白过敏?

牛奶蛋白过敏发病机制可通过 IgE 或非 IgE 介导或两者混合介导。IgE 介导是免疫系统的快速反应,常在接触变应原后几分钟内(也可长达 2 小时)出现临床症状;非 IgE 介导是免疫系统的慢速反应,常在接触变应原后数小时至数天出现临床症状,具体见下表:

非 IgE 介导和 IgE 介导的区别

	非 IgE 介导	IgE 介导
进食后至起病时间	多在进食 2~72 小时发作	多在进食几分钟内发作(也可达 2 小时)

	非 IgE 介导	IgE 介导
喂养方式	多见于配方奶喂养、纯母乳喂养、混合喂养开始时	多见于配方奶喂养或混合喂养
临床症状	胃肠道症状:肠痉挛、呕吐、拒食或厌食、腹泻、便秘、血便、黏液便 皮肤症状:瘙痒、湿疹、非特异性皮疹;重者可出现发育迟缓、缺铁性贫血、低蛋白血症、肠炎等	皮肤症状:急性瘙痒、红斑、荨麻疹、血管性水肿 胃肠道症状:呕吐、腹泻、腹痛、肠痉挛 呼吸道症状:急性鼻炎、结膜炎;重者可出现喉部水肿,导致呼吸困难、过敏性休克

若孩子在接触牛奶蛋白后出现上述症状,需要及时就医来明确是否有牛奶蛋白过敏。有过敏家族史的孩子,如父母患有哮喘、特应性皮炎、变应性鼻炎等,发生牛奶蛋白过敏的概率更大。

10.牛奶蛋白过敏对孩子有什么影响?

牛奶蛋白过敏是机体对牛奶蛋白的一种异常免疫反应,可累及皮肤、呼吸系统、消化系统等多个器官系统,重度牛奶蛋白过敏者可导致发育迟缓、贫血、低蛋白血症等情况。

11.如何控制牛奶蛋白过敏?

一旦孩子确诊牛奶蛋白过敏,应当完全停止进食牛奶及相关乳制品。牛奶蛋白过敏的饮食回避原则上不能少于 6 个月,年龄越小建议回避的时间越长,一般建议回避至9～12月龄。牛奶蛋白过敏的婴儿因无法耐受整蛋白配方,需要选择低敏配方奶粉喂养。对于轻中度牛奶蛋白过敏婴儿,国外建议可先尝试深度水解配方奶粉,但仍有部分婴儿不能耐受,氨基酸奶粉是无敏配方,因此国内一般直接选择氨基酸奶粉。重度牛奶蛋白过敏和不能耐受深度水解奶粉的牛奶蛋白过敏的婴儿应选择氨基酸奶粉替代。

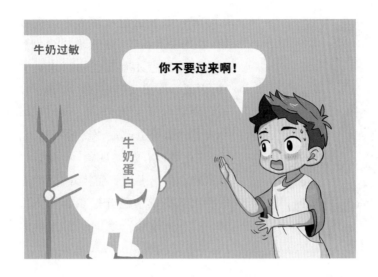

12.牛奶蛋白过敏的患儿能吃羊奶或豆奶吗?

由于超过90％的牛奶蛋白过敏的患儿可能同时伴有羊奶过敏反应,因此不建议使用羊奶配方替代治疗。30％～50％牛奶蛋白过敏的婴幼儿存在与大豆的交叉过敏,因此也不建议食用豆奶。

13.食物回避对患儿的营养状况有影响吗?

食物回避致使患儿可摄入的食物种类减少,有可能影响婴儿能量、蛋白质、微量营养素的摄入,导致营养不均衡,严重的可导致营养不良。奶是脂肪、蛋白质、钙、多种维生素的主要来源,由于婴儿期母乳或配方奶为其唯一或主要营养来源,故牛奶蛋白过敏的患儿发生营养不足或缺乏的风险更高。因此,食物过敏的孩子需要定期找医生进行营养评估,如生长曲线等,根据具体情况给予喂养指导,保证正常的生长发育。

14.牛奶蛋白过敏的患儿应如何添加辅食?

牛奶蛋白过敏的婴儿应在过敏症状尤其是胃肠道过敏症状控制良好(如无便血、腹泻等症状)时开始添加辅食,辅食添加的时间和原则与正常婴儿相同。对于纯母乳喂养的非 IgE 介导的牛奶蛋白过敏的婴儿,鼓励纯母乳喂养至满 6 月龄,在继续母乳喂养的基础上添加辅食。非纯母乳喂养的非 IgE 介导的牛奶蛋白过敏的婴儿,可在满 4 月龄后,在能抬头、能靠坐、伸舌反射(将放入口中的固体食物推出)消失等情况下,尝试添加辅食,应持续、规律地摄入多样化食物。

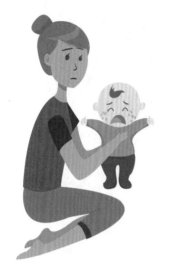

辅食添加也应从富含铁的泥糊样食物开始，如高铁米粉等，逐渐增加食物种类。牛奶蛋白过敏的患儿有可能同时也对其他食物过敏，因此添加辅食时应逐一添加。常见八大类过敏食物包括牛奶、鸡蛋、鱼、豆类、花生、虾、小麦、坚果，每引入一种新的食物，应观察3～5天，注意是否有过敏现象，不应盲目回避易过敏食物。如出现过敏症状，需立即停止，3个月后再次从更低剂量开始少量引入。辅食添加初期（4～9月龄），建议以引入新的食物为重点，尽量避免转换配方奶。

15.牛奶蛋白过敏能自然缓解吗?

大多数牛奶蛋白过敏的患儿能自然缓解，但是情况不一，主要取决于变态反应类型，即 IgE 介导或非 IgE 介导。非 IgE 介导往往比 IgE 介导的牛奶蛋白过敏缓解得更快。IgE 介导的牛奶蛋白过敏持续时间较长，可能在儿童期较晚阶段和青春期才能耐受。sIgE 水平下降通常提示开始出现食物耐受，因此可以通过监测 sIgE 浓度来评估对食物耐受的情况，以此来评定食物被重新引入的时机。

16.牛奶蛋白过敏与乳糖不耐受有何区别?

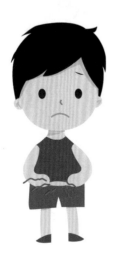

牛奶蛋白过敏属于食物过敏，是牛奶蛋白对人体的有害免疫反应，在接触牛奶蛋白时可反复发生，会导致皮肤、消化系统、呼吸系统等多个器官系统受损，治疗方法主要是饮食回避牛奶蛋白。

乳糖不耐受属于食物不耐受，是各种原因导致乳糖酶分泌减少或缺乏，表现为进食含乳糖食物后出现腹痛、腹泻、腹胀等消化系统的异常生理反应，仅累及消化系统，属于非免疫反应，治疗方法主要是限制乳糖的摄入或者乳糖酶替代治疗。

17.牛奶蛋白过敏家长的认识误区有哪些?

误区一:牛奶蛋白过敏的婴儿不能吃母乳。

不论是 IgE 介导的还是非 IgE 介导的牛奶蛋白过敏患儿,一般不建议停喂母乳。但是,母亲饮食可能导致婴儿过敏,建议母亲行试验性膳食回避-口服食物激发试验。母亲饮食严格回避牛奶及奶制品 2~6 周,若患儿湿疹或腹泻、便血等胃肠道症状严重,可考虑回避大豆或鸡蛋;如有明显改善,母亲可恢复含牛奶的饮食,持续 1 周(在回避试验的 2~6 周进行),症状复发可确诊为牛奶蛋白过敏。

如有下列情况可考虑暂停母乳,改为氨基酸配方替代喂养:①尽管母亲膳食回避,患儿过敏症状仍持续存在并且很严重;②患儿出现生长迟缓和其他营养缺乏;③母亲饮食回避导致自身体重严重下降和影响健康;④母亲无法应对心理负担。

误区二:水解奶粉没有营养。

经过中国食品药品监督管理局审核通过的正规品牌的水解奶粉具有满足孩子生长发育所需的营养物质和能量需求。

误区三:牛奶蛋白过敏婴儿辅食添加要延迟。

没有证据表明延迟添加辅食可以预防食物过敏,因此牛奶蛋白过敏婴儿辅食添加时间和原则与正常婴儿相同。有研究表明,孩子出生后第一年引入食物种类多可降低食物过敏的风险。

误区四:过敏症状消失后即可恢复正常牛奶蛋白饮食。

牛奶蛋白过敏婴儿的膳食回避时间原则上不能少于 6 个月,一般需要回避至 9~12 月龄。建议先转换为深度水解配方奶后再少量、逐步引入牛奶蛋白,观察有无不适。

18.什么是水解奶粉?

氨基酸是组成蛋白质的基本单位,是最小的分子。多个氨基酸经过肽键相连形成肽,多个肽链聚合形成蛋白质,食物蛋白进入人体通常需要分解为氨基酸,然后才能被机体吸收利用。根据蛋白质水解程度的不同,可分为部分水解蛋白配方、深度水解蛋白配方、氨基酸配方。

部分水解蛋白配方,又称"适度水解蛋白配方",是对牛奶蛋白进行适度水解,利用生物技术将乳清蛋白的整蛋白切割成小肽段,减少了具有抗原活性物质的量,降低了蛋白的抗原性,但是仍有部分抗原活性。

深度水解蛋白配方是通过水解加工工艺,将完整的乳清蛋白切割成小分子的短肽或氨基酸,明显减少了抗原活性物质的量,显著降低了蛋白质的抗原性,但仍有微量的抗原活性。

氨基酸配方,又称"无敏配方",是通过特殊工艺将完整的蛋白质加工成氨基酸,不含肽段,没有免疫原性。

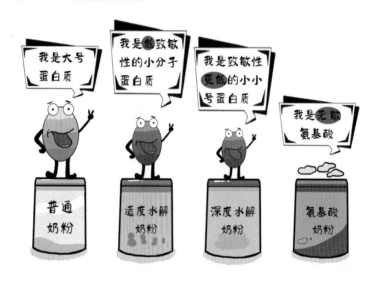

19.牛奶蛋白过敏的患儿还能喝普通奶粉或牛奶吗?

大部分牛奶蛋白过敏的患儿随着年龄增长能自然缓解,之后就可以喝普通奶粉或牛奶,但仍存在有小部分患儿无法缓解,不能耐受普通奶粉或牛奶的现象。

20.牛奶蛋白过敏母乳喂养者的母亲应回避哪些饮食?

只有当母亲饮食回避时患儿过敏症状明显改善,且母亲口服食物激发时患儿过敏症状再次出现,才需要母亲持续膳食回避。婴儿期食物过敏以牛奶、鸡蛋的概率最高,因此建议首先回避牛奶和鸡蛋,如果回避后过敏症状改善不明显,再考虑回避其他食物,如鱼、虾、花生等。

（王淑臻　谷旭　王玉红　李姿颖　苏琳）

眼鼻部过敏

1.眼部过敏有哪些症状?

眼部过敏包括过敏性结膜炎、过敏性眼睑炎等,可出现眼睛痒、流泪、眼睛红、眼睑肿胀等症状,可表现为揉眼睛、频繁眨眼等。

2.什么是过敏性鼻炎?

过敏性鼻炎,又称"变应性鼻炎",是易感患儿接触变应原后出现的鼻黏膜非感染性炎性疾病,主要是由特应性 IgE 介导的。过敏体质患儿易得此病,它是一种过敏性疾病,不是感染性疾病。

过敏性鼻炎可出现打喷嚏、鼻痒、鼻塞、流鼻涕等症状,也可伴有眼睛痒、眼睛红等眼部症状。

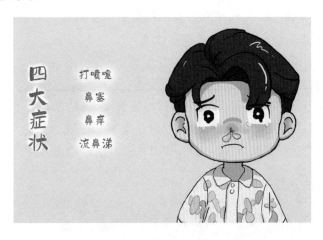

3.过敏性鼻炎主要发生在什么年龄? 什么季节?

通常需要接触数年变应原后才会导致过敏性鼻炎,因此该病一般发生在孩子 2 岁之后,在我国的患病率约为 10%,且呈持续增加趋势。

过敏性鼻炎分为季节性过敏性鼻炎和常年性过敏性鼻炎。季节性过敏性鼻炎的常见变应原为花粉、真菌等季节性吸入变应原,常发生于春秋季;常年性过敏性鼻炎的常见变应原是尘螨、蟑螂、动物皮屑等,长期发作。

4.怎样诊断过敏性鼻炎?

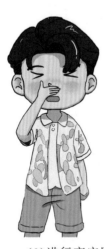

过敏性敬礼

(1)症状:有清水样涕、鼻痒、鼻塞、喷嚏等症状(出现两种以上),每天症状持续或累计约1小时以上,可伴有眼痒、眼睛红等眼部症状。症状严重的可出现过敏性敬礼,即患儿为减轻鼻痒和使鼻腔通畅而用手掌或手指向上揉鼻。

(2)体征:常见鼻腔黏膜苍白、水肿,鼻腔水样分泌物,症状严重的可出现:①过敏性黑眼圈:由于鼻甲肿大,导致下眼睑静脉回流不畅,出现眼眶下发黑。②过敏性皱褶:由于经常向上揉搓鼻尖而在鼻部皮肤表面出现横行皱纹。

(3)进行变应原检测:皮肤点刺试验或血清特异性 IgE 检测呈阳性。

具有上述症状、体征,并同时具有皮肤点刺试验或血清特异性 IgE 检测中任何一项的阳性,就可以诊断为过敏性鼻炎了。

5.对冷空气敏感是过敏吗?

有些人遇到冷空气、烟味,或运动后出现喷嚏、流清涕等症状,变应原检测呈阴性,血清特异性 IgE 在正常范围,这种情况不是过敏性鼻炎,而是血管运动性鼻炎,发病机制不明确,可能与鼻黏膜自主神经功能障碍有关。

6.如何区分感冒和过敏性鼻炎?

通过下表可以区分过敏性鼻炎和普通感冒。

普通感冒和过敏性鼻炎的区别

疾病	发病季节	症状持续时间	发热等其他症状	咽痛	眼部症状	鼻涕	鼻痒/喷嚏	血常规	变应原检测	个人或家族史
普通感冒	冬季高发	7~10天	多有发热、乏力、头痛等其他症状	常有	无	初为白色,可转为黄色	轻或中度	白细胞一般正常或降低	阴性	无特殊

续表

疾病	发病季节	症状持续时间	发热等其他症状	咽痛	眼部症状	鼻涕	鼻痒/喷嚏	血常规	变应原检测	个人或家族史
过敏性鼻炎	春秋季、固定时期或常年	一般＞2周	无	无	常有眼痒、流泪等眼部症状	清水样鼻涕	较明显	白细胞正常，可有嗜酸性粒细胞升高	阳性	可有湿疹、支气管哮喘等过敏性疾病史，可有过敏性鼻炎家族史

7.怎样判断过敏性鼻炎的程度轻重?

根据症状的严重程度和对生活质量的影响可分为以下两类:

(1)轻度:症状较轻,对患儿的学习、文体活动和睡眠无明显影响。

(2)中-重度:症状明显,对患儿的学习、文体活动和睡眠造成影响。

8.过敏性鼻炎怎样治疗?

过敏性鼻炎、支气管哮喘、特应性皮炎等过敏性疾病的治疗都是以控制症状、提高生活质量为目的,无法根治。

过敏性鼻炎的治疗原则是"防治结合,四位一体",体现在环境控制、药物治疗、免疫治疗、健康教育这四个方面。

(1)环境控制:即避免或减少接触变应原和各种刺激物。

(2)药物治疗:分为一线用药和二线用药,一线用药包括鼻用激素、第二代口服和鼻用抗组胺药物、口服白三烯受体拮抗剂;二线用药包括口服糖皮质激素、口服和鼻用肥大细胞膜稳定剂、鼻用减充血剂、鼻用抗胆碱能药,具体介绍如下:

1)抗组胺药物:①口服抗组胺药物推荐第二代如西替利嗪、氯雷他定等,疗程不少于2周,能明显缓解鼻痒、喷嚏、流涕等症状,但对改善鼻塞效果一般。②鼻用抗组胺药:通常用药后15～30分钟即起效,特别是对鼻塞症状效果优于口服抗组胺药物。氮卓斯汀可用于6岁以上孩子,疗程不少于2周。

2)抗白三烯药:如孟鲁司特钠,可显著改善鼻塞、喷嚏、流涕症状,可单独使用,但更推荐与第二代抗组胺药和(或)鼻用激素联合应用。

3)肥大细胞膜稳定剂:如色甘酸钠,对缓解喷嚏、流涕、鼻痒症状有一定效果,但对鼻塞症状改善不明显,起效较慢,作用维持时间短,疗程为2周以上。

4)减充血剂:如羟甲唑啉,可迅速缓解鼻塞症状,连续用药不超过7天,禁用含苯甲唑啉的制剂。

5)抗胆碱能药:如异丙扎溴铵,可控制流涕症状,但对鼻痒、喷嚏、鼻塞等无明显效果。

(3)免疫治疗:就是平时说的"脱敏治疗",是通过用逐渐增加剂量的特异性变应原疫苗,使机体免疫系统逐渐耐受,再次接触变应原时减轻过敏症状的出现。免疫治疗是过敏性鼻炎的一线治疗方法,主要适用于对常规药物治疗无效、主要由尘螨过敏导致的过敏性鼻炎。免疫治疗有可能发生过敏反应,严重时可能发生过敏性休克,需要家长与医生充分沟通。目前临床常用的变应原免疫治疗方法有皮下注射法(屋尘螨变应原制剂,5 岁以上尘螨过敏者)和舌下含服法(粉尘螨滴剂,3 岁以上尘螨过敏者),分剂量累加和剂量维持两个阶段,推荐使用标准化变应原疫苗。免疫治疗是个耐受的过程,需要 3～5 年的疗程,一般 3～6 个月后患儿症状减轻,但是仅依靠脱敏治疗是不够的,患儿仍需要综合治疗。由于变应性疾病变应原很多,有时脱敏治疗后症状会有反复,家长需要积极和医生沟通,调整治疗方案。

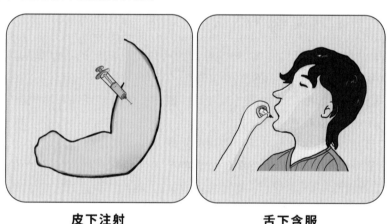

皮下注射　　　　　　　　　**舌下含服**

(4)良好的健康教育:可以预防或减少过敏性鼻炎的发作,提高患儿对药物治疗的依从性,从而起到更好的控制症状、减少并发症的作用。考虑到儿童理解能力有限、自制力较差,对患儿监护人的健康教育应始终贯穿于首诊和随诊过程中。

1)加强疾病认识:应对患儿及其监护人进行有关过敏性鼻炎发病机制和临床特点的知识教育。可以就患儿变态反应进程、发病情况和家族史等进行沟通,针对过敏性鼻炎周期长、病程反复的特点,引导患儿及其监护人以积极健康的心态面对治疗,减轻心理压力,稳定情绪,树立康复的动机。

2)重视疾病的预防:告知患儿及其监护人接受变应原检查的必要性和主要

方法,对检查结果进行合理解读,结合患儿的临床表现,制定有针对性的个体化预防措施。指导患儿及其监护人进行良好的环境控制,避免接触或尽可能少接触变应原和刺激物。

3)提高治疗依从性:过敏性鼻炎对儿童学习能力、生活质量等方面存在潜在影响和危害,并可诱发哮喘,因此应做好与患儿及其监护人的沟通,强调积极治疗控制症状的必要性。

9.怎样清洗鼻子?

鼻腔清洗可清洁鼻腔、改善症状,洗去鼻腔内的鼻涕和变应原,缓解症状,减轻过敏反应,可用生理盐水、深海盐水、高渗盐水等,每日清洗1～2次。冲洗时呈坐位或直立位,头前倾,将冲洗器塞入一侧鼻孔,让水从另一侧鼻孔出来,动作要轻柔,防止呛咳。

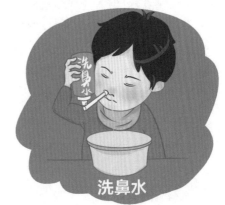

洗鼻水

10.激素鼻喷剂怎么用?

鼻用激素是治疗过敏性鼻炎的一线药物,分为第一代和第二代,目前推荐第二代鼻用激素,糠酸莫米松和糠酸氟替卡松可用于2岁以上的患儿,丙酸氟替卡松可用于4岁以上的患儿。每日喷鼻1～2次,轻度和中-重度间歇性过敏性鼻炎治疗疗程不少于2周,中-重度持续性过敏性鼻炎治疗疗程为4周以上。

患儿使用鼻用激素时应略微低头,避免头部后仰,防止药物流入喉部。如果鼻腔内有黏液,可先清洗鼻腔后再使用鼻用激素,以达最佳治疗效果。

11.怎样预防过敏性鼻炎?

(1)季节性过敏性鼻炎的常见变应原是花粉、部分真菌等季节性吸入变应原,在相应季节时减少外出或者外出时注意防护,如佩戴口罩或眼镜等可起到一定的预防作用。

(2)常年性过敏性鼻炎的常见变应原是尘螨、蟑螂、动物皮屑等,做好除螨、除霉菌工作,尽量不养宠物。避免尘螨过敏的关键是减少或避免尘螨暴露,即尽可能地控制尘

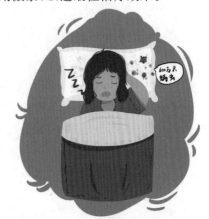

螨虫

螨滋生,降低环境中尘螨相关变应原的水平。其中包括减少地毯、毛绒玩具、织物等物品的使用,以减少尘螨的滋生载体;通过降低湿度、控制温度等方法抑制螨虫生长;室内勤打扫,可先用吸尘器清理后再拖地、清洁桌面;枕头、床单、被罩等可选用防螨虫的织物,同时勤换洗、暴晒,有条件的话可以加热(55 ℃以上,大于 10 分钟)清洗后在阳光下晒干;此外,杀螨剂、蒸汽处理、干热超过55 ℃均可以杀死螨虫,但仍需处理螨虫尸体及代谢物、排泄物。

(3)药物预防:有季节性过敏性鼻炎的孩子,可以在出现症状前 2~4 周预防性使用鼻喷激素,一般每日一次,每次一喷。

(4)生活环境不要过于干净,不要经常使用消毒剂擦地,适当地接触微生物可以维持正常的免疫反应,减少过敏性疾病的发生。

特应性皮炎

1.什么是特应性皮炎?

特应性皮炎是一种慢性反复发作的炎症性皮肤病,特征是皮肤干燥和瘙痒,患儿常合并过敏性鼻炎、哮喘等其他过敏性疾病。大多于婴儿期(1 岁内)发病,不同年龄症状不同。2014 年,采用临床医生诊断标准,我国 12 个城市 1~7岁孩子特应性皮炎患病率达到 12.94%,1~12 龄婴儿特应性皮炎患病率达30.48%。患儿常有剧烈瘙痒,可严重影响生活质量,会抓挠破损皮肤,长期瘙痒还可能影响患儿的睡眠及脾气性格。

2.湿疹和特应性皮炎是同一种病吗?

湿疹的概念比较宽泛,是一种具有明显渗出倾向的炎症性表现,伴有瘙痒,易复发。湿疹是一个描述性的词语,不是一种独立的疾病,不是具体诊断用词,需进一步明确病因,如特应性皮炎、接触性皮炎、其他皮炎等的诊断。

特应性皮炎是一种与遗传密切相关的慢性炎症性湿疹性皮肤病,患儿常具有特应性素质,如患有哮喘、过敏性鼻炎等。

也就是说,湿疹需要进一步明确原因,特应性皮炎是有湿疹表现的一种疾病,但是目前国内临床上的"湿疹"一般是指特应性皮炎。

湿疹

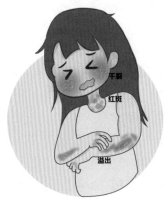

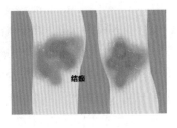

3.特应性皮炎的病因有哪些?

特应性皮炎的病因和发病机制复杂,涉及遗传、免疫、环境因素等。

(1)遗传因素:父母亲等家庭成员有过敏性疾病史是本病的最强风险因素,遗传因素主要影响皮肤屏障功能与免疫平衡。

(2)免疫学机制:特应性皮炎患儿的皮肤屏障功能存在障碍,金黄色葡萄球菌、病毒、尘螨等可经过皮肤进入机体,通过一系列免疫反应导致免疫状态失衡,加重皮肤的炎症,诱发搔抓行为,进一步破坏皮肤屏障功能,形成恶性循环。

(3)皮肤屏障缺陷:主要表现为角质层原始结构异常,如丝聚蛋白减少或缺失。

(4)免疫-变应性因素:①吸入变应原:如尘螨、动物皮屑、花粉等可诱发或加重特应性皮炎。②食物变应原:特应性皮炎患儿食物过敏发生率较健康孩子明显增高,食物过敏对特应性皮炎的发展、愈后及病情的控制起着重要作用。③接触性变应原:特应性素质者对镍盐过敏很常见,合成纤维、毛织品、洗涤剂、自来水、汗液、日光等均可加重病情。④感染:特应性皮炎患儿防御皮肤感染的天然免疫成分存在缺陷,局部葡萄球菌、单纯疱疹病毒、浅表真菌等可加重病情。

(5)其他:现代生活方式(过于卫生等)及环境暴露(环境污染、被动吸烟等)可引起免疫系统与皮肤屏障异常;情绪因素如压力、焦虑等往往加重病情。

通过上述病因可以总结出,有过敏性疾病家族史、自身患有其他过敏性疾病(如过敏性鼻炎、哮喘等)、食物过敏等的孩子更容易患特应性皮炎。

4.特应性皮炎患儿容易共存哪些疾病?

特应性皮炎常在婴儿期起病,有此病的患儿更易患食物过敏、哮喘、过敏性鼻炎、过敏性结膜炎等其他特应性疾病。患儿可能会在特定年龄发生特应性皮炎、哮喘、变应性鼻炎,即所谓的"儿童特应性三联征"。

5.特应性皮炎的典型症状及皮肤表现有哪些?

特应性皮炎通常初发于婴儿期,1岁前发病者约占全部患者的50%。本病呈慢性经过,临床表现多种多样,最基本的特征是皮肤干燥、慢性湿疹样皮损和明显瘙痒。我国特应性皮炎患儿的病情严重度大多为轻度(74.60%),其次为中度(23.96%),重度较少(1.44%)。根据在不同年龄段的表现,分为婴儿期、儿童期、青少年与成人期和老年期四个阶段:

(1)婴儿期(出生至2岁):皮损多分布于两颊、额部和头皮,皮疹以急性湿疹表现为主,后逐渐蔓延至四肢伸侧。

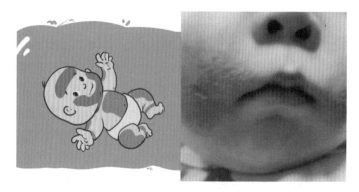

(2)儿童期(3~12岁):多由婴儿期演变而来,也可不经过婴儿期而发生,多发生于面颈、肘窝、腘窝和小腿伸侧,以亚急性和慢性皮损为主要表现,皮疹往往干燥肥厚,有明显苔藓样变。

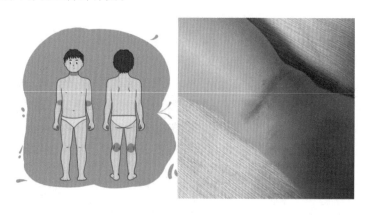

（3）青少年与成人期（13～60岁）：皮损与儿童期类似，也以亚急性和慢性皮炎为主，主要发生在肘窝、腘窝、颈前等部位，也可发生于躯干、四肢、面部、手部，大部分呈干燥、肥厚性皮炎损害，部分患者也可表现为痒疹样。

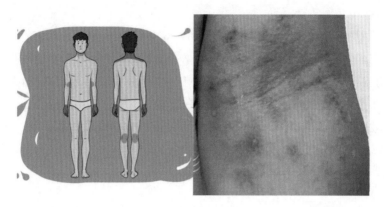

（4）老年期（超过60岁）：男性患者多于女性患者，通常表现为严重而泛发的慢性湿疹样皮疹，甚至出现红皮病。

6.目前，特应性皮炎有哪些治疗方式？

特应性皮炎是慢性复发性疾病，需要长期治疗，因此需要医生和家长充分沟通和配合，通过对疾病全程管理获得最佳疗效。特应性皮炎的治疗目的是缓解或消除临床症状，消除诱发和（或）加重因素，减少和预防复发，减少或减轻合并症，提高生活质量。

（1）寻找病因和诱发加重因素：①食物：常见的如牛奶、鸡蛋等，主要通过详细询问病史、变应原检测、饮食回避和激发试验来针对性地回避变应原，儿童时期摄入的食物要满足生长发育需求，因此要咨询医生，注意保障营养，过度回避饮食可能会导致营养不良。②汗液刺激：是重要的诱发因素，因此患儿应勤洗澡，穿着舒适、干净的衣物。③物理刺激：包括衣物、干燥空气、护肤或洗澡用品等。④环境因素：包括特定季节的吸入性变应原，如花粉、有机溶剂如甲苯等。⑤感染因素：发生细菌或真菌感染时，在明确感染后应针对性地进行治疗，避免滥用抗生素。⑥情绪：缓解压力、紧张等不良情绪。⑦搔抓：避免搔抓，打断"瘙痒搔抓—瘙痒加重"的恶性循环。

（2）基础治疗：包括修复皮肤屏障和保湿：①清洁和沐浴：推荐使用低敏无刺激的洁肤用品，其pH值最好接近正常表皮pH值（约为6）；继发细菌感染时要仔细去除上面的结痂，使用无刺激和低致敏性清洁剂，可含抗菌成分；可在盆浴时加入次氯酸钠。②润肤剂:是维持期治疗的主要手段,当发生感染时,应注意抗感染治疗,否则仅仅依靠润肤剂可能会加重感染,此外,新生儿期应尽早外用保湿剂,可减少和推迟该病的发生。

(3)外用药物治疗

1)外用糖皮质激素(TCS):目前仍是治疗和控制该病的一线药物。

①用药选择:外用糖皮质激素分为 7 个等级,原则是不需要使用强度很高的,够用就可以了,一般从最低级开始使用,使用强度较高的激素时,需要咨询医生。儿童一般选择弱效或中效激素,头面、会阴、肛周等皮肤薄弱处可选择弱效或中效糖皮质激素,躯干、四肢可选择中效或强效糖皮质激素。

外用糖皮质激素分级

分级	用药
Ⅰ(超强效)	0.05%丙酸氯倍他索霜或软膏、0.05%丙酸卤美他松霜或软膏
Ⅱ(高强效)	0.1%哈西奈德霜、0.05%氟轻松软膏、0.05%丙酸倍他米松乳膏、0.05%卤米松乳膏
Ⅲ(强效)	0.05%丙酸氟替卡松软膏、0.1%戊酸倍他米松软膏
Ⅳ(中强效)	0.1%糠酸莫米松霜、0.1%曲安奈德霜、0.025%氟轻松软膏
Ⅴ(弱强效)	0.025%氟轻松霜、0.05%丙酸氟替卡松乳膏、0.1%丁酸氢化可的松乳膏
Ⅵ(弱效)	0.05%地奈德乳膏、0.05%二丙酸阿氯米松霜或软膏
Ⅶ(最弱效)	1%氢化可的松软膏、0.1%地塞米松乳膏

②用药次数,一般每天1～2次,次数不宜过多。

③用量:通常用成人一个指尖单位来衡量,即管口直径 5 毫米的标准外用药膏管中挤出的可以覆盖从食指第一指节处到食指尖距离长度的软膏剂量。然后根据下面的表格、皮损面积来换算具体激素用量。

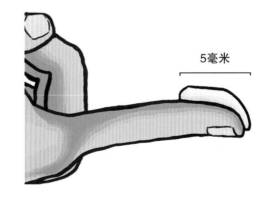

5毫米

儿童不同部位的指尖单位量

年龄	面颈	上肢	下肢	躯干前部	躯干后部
3～6 个月	1	1	1.5	1	1.5
1～2 岁	1.5	1.5	2	2	3
3～6 岁	1.5	2	2	3	3.5
6～10 岁	2	2.5	4.5	3.5	5

④疗程：面部连续性使用激素最好不要超过 2 周,会阴部连续性使用激素最好不要超过 1 周。皮损控制后,可采用"主动维持疗法",即在既往皮损部位和新发皮疹部位每周使用 2 次外用糖皮质激素可推迟该病的复发时间和减少复发次数,并减少外用糖皮质激素的用量。

⑤不良反应：皮肤萎缩、多毛、色素减退、继发或加重感染等。

2)外用钙调神经磷酸酶抑制剂：治疗和控制该病的二线药物,是其他治疗疗效不佳或出现不良反应时的选择,但在某些特殊部位,如面部、皱褶处,可考虑作为首选治疗,常用的是 1％吡美莫司乳膏和 0.03％他克莫司乳膏(一般用于 2 岁及以上患儿)。

(4)系统性治疗

1)抗组胺药物：严重特应性皮炎患儿或伴有严重瘙痒或荨麻疹的患儿可给予西替利嗪、氯雷他定等二代抗组胺药;超过 6 个月的急性发作期患儿,如果伴有严重睡眠障碍,可用扑尔敏等一代抗组胺药物。考虑到第一代抗组胺药物对睡眠质量及学习认知能力的影响,不推荐长期使用。

2)抗生素软膏：没有皮肤感染时不要使用抗生素,有明确细菌感染时可短期使用抗生素。

3)糖皮质激素与免疫抑制剂：静脉应用糖皮质激素和免疫抑制剂如环孢素等风险较高,需慎重和反复评估。

4)光疗：12 岁以下应避免使用全身紫外线疗法。

5)生物制剂：度普利尤单抗可用于治疗局部疗法效果不佳或者不适合局部疗法的 6 岁以上中度至重度患儿。

6)变应原特异性免疫治疗：目前,最为有效的是尘螨变应原的免疫治疗,对于合并过敏性鼻结合膜炎、轻度支气管哮喘的特应性皮炎患儿可考虑。

7.孩子患有特应性皮炎还可以接种疫苗吗?

特应性皮炎患儿发作期最好避免接种疫苗,以免加重皮炎。另外,部分特应性皮炎患儿可能对鸡蛋过敏,某些疫苗如流感疫苗中有与鸡蛋交叉过敏的蛋白,可能会诱发或加重皮炎。

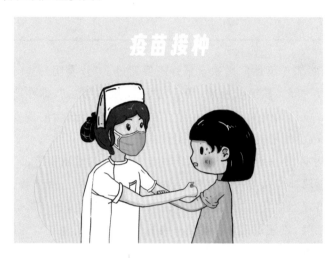

8.特应性皮炎需要查变应原吗?

我国1~7岁特应性皮炎患儿74.6%为轻度,轻度特应性皮炎患儿如果没有严重食物过敏反应史或不伴有消化道症状,可以不查变应原。但是以下情况需要进行变应原筛查:①患有特应性皮炎并且同时对一种或多种食物出现严重过敏反应;②持续中重度特应性皮炎;③患者或家长确信食物是加重特应性皮炎的因素。

9.特应性皮炎需要忌口吗?

食物过敏可能是婴儿期特应性皮炎的诱因之一,但是牛奶、鸡蛋等食物过敏大多会随着年龄的增长、免疫耐受的形成而逐渐减轻。如果食物和皮疹间的因果关系明确,建议避食4~6周,观察皮疹的改善情况;如果没有减轻,说明与食物无关,就可以不用忌口了;如果有减轻,考虑与食物有关,建议进行食物激发试验来明确食物和皮疹是否有关,如有关则需要忌口。除非明确食物和皮疹之间的因果关系,否则不推荐盲目忌口,过度避食会导致营养不良。另外,如果特应性成炎严重、长期治疗效果不好,要考虑食物过敏的问题。

家长也不要仅因为变应原检测为阳性就回避某种食物,变应原阳性不代表就对某种食物过敏,食物过敏也不一定就导致皮炎。因此,家长应细心、仔细地观察,最好给孩子做食物日志,更好地记录食物与皮疹之间的关联。

10.特应性皮炎会遗传吗?

特应性皮炎属于多基因疾病,遗传是特应性皮炎的重要因素。父母亲等家庭成员有过敏性疾病史是本病的最强风险因素,且特应性皮炎发病与母亲关系更大。若母亲患有特应性皮炎,子女出生后 3 个月发病的概率为 25%,2 岁内发病率超过 50%;父亲有特应性疾病史,子女患有特应性皮炎的概率为 22%;父母双方都有特应性疾病史,其子女特应性皮炎患病概率高达 79%。特应性皮炎患儿父亲和母亲中该病的发生率分别为 37% 和 63%,即母方患病的子女患特应性皮炎的风险高于父方患病的子女。

11.特应性皮炎患儿洗澡时应注意什么?

盆浴更适合该病患儿,水温不要太热,建议在 32～37 ℃,时间为 5 分钟,最后 2 分钟可加用润肤油,洗浴频次以每日或隔日一次为宜。

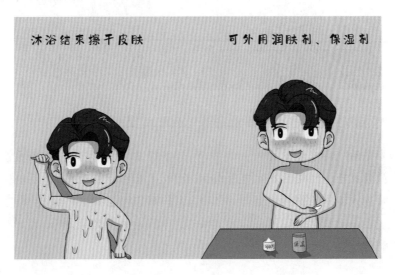

12.特应性皮炎患儿应如何使用润肤剂?

润肤剂是特应性皮炎患儿维持期治疗的主要手段,应做到足量和多次,每日至少使用 2 次,严重时可增加次数并厚涂,每周可使用 150～200 g(具体用量根据自身情况使用,保证皮肤湿润状态)。有研究发现,含花生或燕麦成分的润肤剂可能会增加部分患儿的致敏风险,因此购买时要注意成分。市面上有很多种润肤剂,最好选择成分简单、添加剂较少的。润肤剂需要先局部试用,在腿、胳膊等局部皮肤先涂抹一点,若没有不舒服的反应,可继续使用。

另外,对于严重湿疹、治疗效果不好的患儿,可以采用湿敷的方法,每日1~2次,连用2~14天。患儿每天洗完澡后,涂上润肤剂和外用糖皮质激素,穿上湿裹服,之后再穿一件干衣服,一般最多使用24小时。由于湿敷会促进外用激素的吸收,因此湿敷时尽量选用低强度的激素。

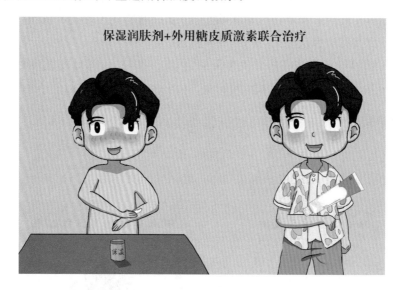

13.特应性皮炎患儿用激素会有什么不良反应吗?

激素是治疗特应性皮炎的一线用药,但是很多家长对激素是"谈虎色变",一听是激素就拒绝使用。其实规范使用激素,不会有不良反应,外用激素经过皮肤吸收进入体内的剂量更是微乎其微,家长可以不必担心。需要注意的是,治疗特应性皮炎激素的应用一定要足量、足疗程才能有效果,否则会导致效果不佳或病情反复。

(谷旭　蔡超　刘春燕　丁华慧)

荨麻疹

1.什么是荨麻疹?

如果孩子出现了凸出皮肤表面的红色团状或不规则形状皮疹,中间或可见苍白伴有瘙痒,就需要怀疑患有荨麻疹。这种皮疹看起来很像是被蚊子叮咬,而且可以出现在身上所有地方或也可局限于某个部位(例如脸上)。发疹部位可能在几个小时内发生改变,从身体一个地方转移到另一个地方。若皮疹在原位置 24 小时以上不消退,应考虑其他诊断。引起荨麻疹的最常见病因有感染、食物、药物、蚊虫叮咬等。如果荨麻疹持续几天或者几周,应及时寻求医生帮助。

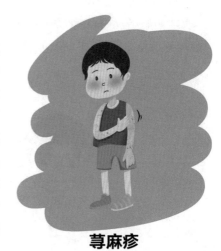

荨麻疹

2.孩子得了荨麻疹要怎么办?

口服抗组胺药和钙剂可以消除或减轻荨麻疹带来的瘙痒,而且购买这样的药物不需要处方。另外,对皮肤瘙痒的部位进行冷敷也可能有所帮助。

如果孩子出现了喘鸣、面色苍白、大汗或者存在吞咽困难,请紧急拨打"120"急救电话,接受急诊治疗。医生一般会采取注射肾上腺素来帮助停止过敏症状。

3.家长应如何护理患儿?

(1)瘙痒护理:瘙痒感是小儿荨麻疹常见的临床症状,患儿常常会因为瘙痒而用力抓挠皮肤,所以必须定期为患儿剪短指甲,尽量杜绝患儿用手抓患处皮肤,降低感染概率。保持环境舒适,保持空气新鲜,注意个人卫生,定期更换床单被罩,洗澡时不要用温度太高的水,同时,使用热水烫患儿的贴身衣物。如果患儿的皮肤瘙痒情况严重,可以使用炉甘石洗液进行擦拭。擦拭过程中要细致观察患儿的皮疹分布情况、颜色等,使用正确的药物进行对症治疗。

(2)心理护理:积极与患儿进行交流,转移其注意力,缓解其消极、浮躁、抑郁等不良情绪,采取倾听、支持与鼓励的方式给予安慰。

(3)饮食护理:避免患儿食用可能引起皮肤过敏或对皮肤具有刺激的食物,给予清淡饮食,以维生素含量丰富易消化食物为主,避免食用辛辣刺激食物,不食用海鲜、羊肉等。

(4)其他:做好孩子的清洁护理工作,保证孩子的口腔、眼部、鼻部的清洁;加强体育锻炼,增强患儿机体免疫力。

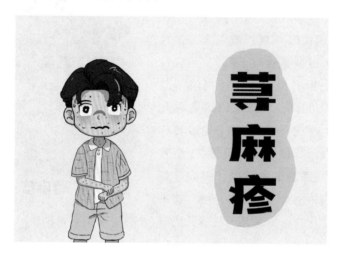

虫咬过敏

1.虫咬过敏有哪些表现?

任何人对虫咬都至少会产生轻微的反应,包括瘙痒、灼热、发红、轻度肿胀和疼痛,而这并不一定意味着过敏。当出现下文提及的明显反应时,可怀疑为过敏:

(1)肿胀:过敏者被叮咬后,该部位的四周会出现肿胀,如叮咬会使整只手肿起来。过敏性肿胀一般始于叮咬后 7～8 小时,并在 24～48 小时后达到峰值,然后在接下来的一周逐渐消退。这样的肿胀可能会使叮咬部位的肢体或周围大范围区域变得紧绷。

(2)发红:肿胀部位通常会比正常皮肤颜色稍红,有的会呈现出暗红色。对于叮咬后的过敏反应,开始 48 小时出现发红是正常的,当肿胀扩大,皮肤收紧,发红区域可能会变白。

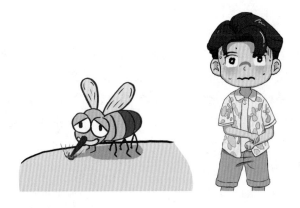

2.怎样判断孩子是否为虫咬过敏？

虫咬过敏多见于夏秋季节，好发于暴露部位。皮损为丘疹、风团或瘀点，亦可出现红斑、丘疱疹或水疱，皮损中央常有刺吮点，散在分布或数个成群。自觉奇痒、灼痛，一般无全身不适，严重者可有恶寒发热、头痛、胸闷等全身中毒症状。

临床上因虫类不同，其表现也有差异：

（1）蠓虫皮炎：叮咬后局部出现瘀点和黄豆大小的风团，奇痒，个别发生水疱，甚至引起丘疹性荨麻疹。

（2）螨虫皮炎：皮肤出现粟米大小至黄豆大小的红色丘疱疹；或为紫红色的肿胀或风团，有时可见到虫咬的痕迹。

（3）隐翅虫皮炎：皮损呈线状或条索状红肿，上有密集的丘疹、水疱或脓疱，自觉灼热、疼痛。

（4）桑毛虫皮炎：皮损为绿豆到黄豆大小的红色斑丘疹、丘疱疹或风团，剧痒。

（5）松毛虫皮炎：皮损为斑疹、风团，间有丘疹、水疱、脓疱、皮下结节等，不少患者有关节红肿疼痛。但脓液培养无细菌生长。

3.虫咬过敏患儿应如何治疗？

局部症状可使用激素类药膏，口服抗组胺类药物，局部发生感染时可局部或全身使用消炎类药物治疗。另外，钙剂、维生素 C、维生素 B_{12} 与抗组胺类药联合治疗，可望获得较好效果。

4.虫咬后过敏要如何预防?

虽然不能完全避免蚊虫叮咬,但是做好防护措施能有效地降低接触变应原的概率,所以,户外运动时尽量穿着长袖衣裤,避免穿有明亮颜色和图案的衣服,另外,香水和带有香味的化妆品也可能"招蜂引蝶",户外活动时应慎用。

一般来说,我们提倡用健康的饮食和生活方式来帮助家庭减少过敏性疾病的发生。昆虫毒液过敏这个问题非常独特,是否可以通过改善营养状态影响过敏进程,目前尚无定论。

(王淑臻　张国辉　刘翠　张超)

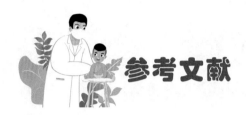

参考文献

1.陈同辛,洪莉,王华,等.中国婴儿轻中度非 IgE 介导的牛奶蛋白过敏诊断和营养干预指南[J].中华实用儿科临床杂志,2022,37(4):241-250.

2.谷庆隆,洪建国,许政敏.儿童普通感冒与变应性鼻炎早期识别和诊治专家共识[J].临床儿科杂志,2017,35(2):143-147.

3.张堂德,邓俐.皮肤病受累面积和外用药用量的计算方法[J].中华皮肤科杂志,2011,44(3):220-221.

4.中国医师协会皮肤科医师分会儿童皮肤病专业委员会,中华医学会皮肤性病学分会儿童学组,中华医学会儿科学分会皮肤性病学组.儿童特应性皮炎相关食物过敏诊断与管理专家共识[J].中华皮肤科杂志,2019,52(10):711-716.

5.中国中西医结合学会皮肤性病专业委员会环境与职业性皮肤病学组.规范外用糖皮质激素类药物专家共识[J].中华皮肤科杂志,2015,48(2):73-75.

6.中华耳鼻咽喉头颈外科杂志编辑委员会鼻科组,中华医学会耳鼻咽喉头颈外科学分会鼻科学组、小儿学组.儿童变应性鼻炎诊断和治疗指南(2022 年,修订版)[J].中华耳鼻咽喉头颈外科杂志,2022,57(4):392-404.

7.中华耳鼻咽喉头颈外科杂志编辑委员会鼻科组,中华医学会耳鼻咽喉头颈外科学分会鼻科学组.中国变应性鼻炎诊断和治疗指南(2022 年,修订版)[J].中华耳鼻咽喉头颈外科杂志,2022,57(2):106-129.

8.中华医学会儿科学分会消化学组.食物过敏相关消化道疾病诊断与管理专家共识[J].中华儿科杂志,2017,55(7):487-492.

9.中华医学会皮肤性病学分会儿童皮肤病学组.中国儿童特应性皮炎诊疗共识(2017 版)[J].中华皮肤科杂志,2017,50(11):784-789.

10.中华医学会皮肤性病学分会免疫学组,特应性皮炎协作研究中心.中国特应性皮炎诊疗指南(2020 版)[J].中华皮肤科杂志,2020,53(2):81-88.

11.中华医学会皮肤性病学分会免疫学组,中国医师协会皮肤科医师分会指南制定与规范委员会.皮炎湿疹类疾病规范化诊断术语专家共识[J].中华皮肤科杂志,2021,54(11):937-942.

12.中华医学会眼科学分会角膜病学组.我国过敏性结膜炎诊断和治疗专家共识(2018 年)[J].中华眼科杂志,2018,54(6):6.

13.周薇,赵京,车会莲,等.中国儿童食物过敏循证指南[J].中华实用儿科临床杂志,2022,37(8):572-583.

14. BOUSQUET J,ANTO J M,BACHERT C,et al. Allergic rhinitis[J].Nat Rev Dis Primers,2020,6(1):95.

15.BROZEK J L,BOUSQUET J,AGACHE I,et al. Allergic Rhinitis and its Impact on Asthma (ARIA) guidelines-2016 revision[J].J Allergy Clin Immunol,2017,140(4):950-958.

16. GONZÁLEZ-LÓPEZ G,CEBALLOS-RODRÍGUEZ R M,GONZÁlez-LÓPEZ J J,et al. Efficacy and safety of wet wrap therapy for patients with atopic dermatitis:A systematic review and meta-analysis[J]. Br J Dermatol,2017,177(3):688-695.

17.KULTHANAN K,TUCHINDA P,NITIYAROM R,et al. Clinical practice guidelines for the diagnosis and management of atopic dermatitis[J]. Asian Pac J Allergy Immunol,2021,39(3):145-155.

18.MURARO A,WERFEL T,HOFFMANN-SOMMERGRUBER K,et al. EAACI food allergy and anaphylaxis guidelines:Diagnosis and management of food allergy[J]. Allergy,2014,69(8):1008-1025.

19.OKUBO K,KURONO Y,ICHIMURA K,et al. Japanese guidelines for allergic rhinitis 2020[J]. Allergol Int,2020,69(3):331-345.

20.POPOV T A,PASSALACQUA G,GONZÁLEZ-DÍAZ S N,et al. Medical devices in allergy practice[J]. World Allergy Organ J,2020,13(10):100466.

21. TAKEUCHI S,ESAKI H,FURUE M. Epidemiology of atopic dermatitis in Japan[J]. J Dermatol,2014,41(3):200-204.

22.WOLLENBERG A,SZEPIETOWSKI J,TAIEB A,et al. Corrigendum:Consensus-based European guidelines for treatment of atopic eczema (atopic dermatitis) in adults and children:Part I[J]. J Eur Acad Dermatol Venereol,2019,33(7):1436.

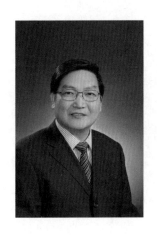

跋　健康科普——开启百姓健康之门的"金钥匙"

从医三十多年，每天面对那么多患者，我在工作之余常常思考，如何让人不生病、少生病，生病后早诊断、早治疗、早康复。这样既能使人少受病痛折磨，又能减少医疗费用，还能节约有限的医疗卫生资源。对广大医者而言，如此重任，责无旁贷。

《黄帝内经》说，上医治未病、中医治欲病、下医治已病。老子曾说："为之于未有，治之于未乱。"这些都说明了疾病预防的重要性。

做医学科普有重要意义，是一件利国利民、惠及百姓的大事。在大健康时代，医者不仅要掌握精湛的医术，为患者治病，助患者康复，还应该积极投身健康科普事业，宣传和普及医学知识，引导大众重视疾病的预防，及早诊断和规范治疗。因此，近年来我逐步重视科普工作。

记得小时候，每每遇到科学上的困惑，我就去翻"十万个为什么"这套书，从中寻找答案。那么，百姓对身体健康产生疑问，有无探寻答案的去处？在多年的临床工作中，我常常碰到患者对疾病一知半解或存在误解的情况。我心里很清楚，患者就医之前往往会先上网搜索，可是网上的信息鱼龙混杂，不少内容缺乏科学性、权威性，患者被误导的情况时有发生。当患者遇到困惑时，能否从权威的医学科普书籍中找到答案？我曾广泛查阅，了解到有关医学科普方面的书籍虽然种类繁多，但良莠不齐，尤其成规模、成系统的丛书更是鲜见，于是，我萌发了编写本丛书的想法，并为这套书取名"医万个为什么——全民大健康医学科普丛书"，"医"与"一"同音，一语双关，"全民大健康"是我们共同的心愿和目标。

朝斯夕斯，念兹在兹。我多方征求相关专家意见，反复酝酿，最终达成一致意见，大家都认为很有必要编写一套权威的健康科普丛书，为百姓答疑解惑。一个时代，有一个时代的使命；一代医者，有一代医者的担当。历经一整年的精心策划和编写，"医万个为什么——全民大健康医学科普丛书"终于付梓了。大专家写小科普，这套书是齐鲁名医多年从医经历中答患者之问的精华集锦，是对百姓健康的守护，也是对开启百姓健康之门的无限敬意。

物有甘苦，尝之者识；道有夷险，履之者知。再伟大的科学家也有进行科普宣传的责任。"医万个为什么——全民大健康医学科普丛书"要做的就是为百姓答疑解惑、防病治病，让医学科普流行起来。

丛书编纂毫无疑问是个复杂的系统工程，自2021年提出构想后，可谓一呼百应，医学专家应者云集。仅仅不到一年的时间，我们集齐了近千名作者，不舍昼夜努力，撰写完成卷帙浩繁、数百万字的书稿，体现了齐鲁医者的大使命、大担当、大情怀。图书是集权威性、科普性、实用性以及趣味性为一体的医学科普精粹，对百姓健康来说极具实用价值，也是落实党的二十大报告"把保障人民健康放在优先发展的战略位置，完善人民健康促进政策"的医学创举。

在图书编写过程中，我们着力做到了以下两点：

一是邀请名医大家执笔。山东省研究型医院协会自成立起，就在学术交流、人才培养、科技创新、成果转化、服务政府和健康科普教育等方面做出了一定的成绩，尤其在健康科普方面积累了丰富经验，并打造了一支高水平的科普专家团队。本套丛书邀请的都是相关专业的名医作分册主编，高标准把关。由于医学专业术语晦涩难懂，如何做到深入浅出、通俗易懂，既能讲明医学知识又符合传播规律是摆在我们面前的难题。有些大专家学识渊博且有科普热情，不过用语太过专业；年轻医生熟悉互联网传播特点，但专业的深度有时候略显不足。所以我们采用"新老搭配"的方法，在内容和语言风格上下功夫，力求呈现在读者面前的内容"一看就懂，一学就会"。

二是创新传播形式。我们邀请专业人士高标准录制音频，把全书内容分章节以二维码的形式附在纸质图书上，以视听结合的方式呈现，为传统科普注入新鲜活力。二维码与纸质科普图书结合,让读者随时扫码即可聆听,又能最大限度拓展纸质科普书的内容维度,实现更广泛的科普,让"每个人是自己健康第一责任人"的宗旨践行得更实、更深入人心,无远弗届!

有鉴于此,我要以一位老医学工作者、医学科普拥趸者的身份衷心感谢和赞佩以专家学者为首的作者队伍的倾情付出。

还要特别感谢张运院士、宁光院士为本丛书撰文作序,并向为图书出版付出心力的编辑以及无数幕后人的耕耘和努力表示衷心感谢,向你们每一个人致敬!

念念不忘,必有回响。衷心希望"医万个为什么——全民大健康医学科普丛书"能为千家万户送去健康,惠及你我他,为健康中国建设助力。

山东省研究型医院协会会长 胡三元

2023 年 5 月

胡三元,医学博士,二级教授,主任医师。原山东大学齐鲁医院副院长、山东第一医科大学第一附属医院院长。现任山东大学齐鲁医院、山东第一医科大学第一附属医院普通外科学学术带头人、山东大学特聘教授、山东大学和山东第一医科大学博士研究生导师;山东省"泰山学者"特聘教授、卫生部和山东省有突出贡献中青年专家、山东省医学领军人才,享受国务院政府特殊津贴。

对中国腔镜技术在外科领域特别是肝胆胰脾外科中的创新应用与规范推广、"腹腔镜袖状胃切除术＋全程化管理"治疗肥胖症与 2 型糖尿病体系的建立和国产腔镜手术机器人的研发做出了突出贡献。荣获国家科技进步二等奖、中华医学科技奖一等奖、山东省科技进步一等奖等 10 余项科技奖励。

主要社会兼职:中国医师协会外科医师分会副会长;中华医学会外科学分会委员、腹腔镜内镜外科学组副组长;中华医学会肿瘤学分会委员;中国研究型医院学会微创外科学专业委员会主任委员;中国医药教育协会代谢病学专业委员会主任委员;中国医学装备协会智能装备技术分会会长;山东省医学会副会长、外科学分会主任委员;山东省医师协会腔镜外科医师分会主任委员;山东省研究型医院协会会长。